疼痛微创治疗学

王建国　著

汕头大学出版社

图书在版编目（CIP）数据

疼痛微创治疗学 / 王建国著． -- 汕头 ： 汕头大学
出版社， 2022.11
　　ISBN 978-7-5658-4865-0

　　Ⅰ．①疼… Ⅱ．①王… Ⅲ．①疼痛－显微外科学
Ⅳ．① R441.1 ② R616.2

中国版本图书馆 CIP 数据核字（2022）第 210061 号

疼痛微创治疗学
TENGTONG WEICHUANG ZHILIAOXUE

作　　者：王建国
责任编辑：陈　莹
责任技编：黄东生
封面设计：姜乐瑶
出版发行：汕头大学出版社
　　　　　广东省汕头市大学路 243 号汕头大学校园内　邮政编码：515063
电　　话：0754-82904613
印　　刷：廊坊市海涛印刷有限公司
开　　本：710mm×1000mm　1/16
印　　张：11.75
字　　数：200 千字
版　　次：2022 年 11 月第 1 版
印　　次：2023 年 2 月第 1 次印刷
定　　价：128.00 元
ISBN 978-7-5658-4865-0

前　言
PREFACE

　　慢性疼痛性疾病是当今世界影响人类健康和工作能力的最直接和最常见的原因。在发达国家，慢性疼痛患者约占总人口的30%。疼痛科是运用临床、影像、神经电生理和神经生化学等方法进行诊断，并运用药物、微创介入、医疗器械，以及其他具有侵入性的医学技术方法对慢性疼痛性疾病进行治疗的临床学科，在我国临床诊疗目录中属于一级诊疗科目，被赋予与内科、外科同样的地位。疼痛科的主要诊疗对象是慢性疼痛患者，核心技术是微创治疗。

　　本书在内容安排上，非常注重疼痛科的系列实用技术与理论，而且本书立足于临床实践，主要介绍疼痛微创治疗技术。全书内容包括疼痛微创治疗概述、头面部神经痛微创治疗、颈腰椎疼痛微创治疗、神经病理性疼痛微创治疗、肌肉疼痛微创治疗。

　　书中难免会有不足之处，衷心地希望各位同道予以批评指正，使我们能够在本书再版时予以改进。

目　录
CONTENTS

第一章

疼痛微创治疗概述

第一节　疼痛的分类

疼痛是一种与组织损伤或潜在组织损伤相关的感觉、情感、认知和社会维度的痛苦体验。

疼痛感觉是伤害性神经冲动通过复杂的机制从外周到脊髓再到脑部各级中枢整合的最后结果。疼痛的同时伴有躲避、哭叫、流泪、出汗、血压升高、心率增快等疼痛反应。

疼痛的分类方法有多种。临床常采用先按疼痛的部位，再按病因、发病机制、时间长短和疼痛程度等归类。疼痛的多种分类方法之间并非相互独立的，临床上常同时采用多种疼痛分类方法。

一、根据病因分类

（1）外伤性疼痛。有明确的机械性和物理性创伤病史，包括术后急性疼痛。此类疼痛一般多表现为开始比较剧烈，随着时间的延长有所减轻。

（2）病理性疼痛。分为炎性疼痛和缺血性疼痛。

（3）代谢性疾病引起的疼痛。

（4）神经病理性疼痛。

（5）组织、器官畸形引起的疼痛。

（6）心理性疼痛／精神性疼痛。

（7）复合因素引起的疼痛。

二、根据病程分类

（一）短暂性疼痛

呈一过性疼痛发作。

（二）急性疼痛

与损伤有关的短时间疼痛。持续时间一般≤3个月。

（三）慢性疼痛

疼痛持续时间较长（＞3个月）或长期（＞6个月）间断性发作。此处所指的慢性疼痛确切来说是指慢性非癌性疼痛，主要包括肌肉骨骼源性疼痛、神经病理性疼痛、纤维组织性肌痛、脊柱关节炎、风湿性关节炎。需注意的是它一般不包括偏头痛、心绞痛、癌痛和特殊疾病引起的疼痛（如多发性硬化症）。

三、根据疼痛程度分类

（一）微痛

常与其他感觉如痒、麻、酸、沉等症状同时出现，大多不被患者重视。

（二）轻度痛

疼痛局限且轻微，一般不会影响患者睡眠。

（三）中度痛

疼痛较显著，患者要求止痛治疗，常常会致患者睡眠困难（如入睡困难、夜间疼醒）。

（四）重度痛

疼痛难忍，痛反应剧烈，可影响患者的日常生活能力，多需立即处理。

四、疼痛的临席综合分类

临床综合分类方法是以解剖部位为基础，并包含疼痛涉及的器官、病因、病理和诊断名称，在临床上较为常用。如头痛，包括颈源性头痛、紧张型头痛、偏头痛（先兆型偏头痛、非先兆型偏头痛）、丛集性头痛、损伤性头痛、血管源性头痛、颅压异常性头痛、炎性头痛、外伤后头痛等。

五、根据疼痛的发生性质分类

（一）刺痛

由AS纤维传导，定位明确，疼痛形成快、消失快，患者一般不产生明显的情绪反应。

（二）灼痛

由C纤维传导，定位不明，疼痛形成慢、消失也慢，一般患者难以忍受。

（三）酸痛

由AS和C纤维传导，疼痛难以描述，感觉定位差，很难确定疼痛部位。

六、根据疼痛的病理生理机制分类

（一）伤害性疼痛

由组织损伤或炎症刺激完整的伤害感受器所致的疼痛。

（二）神经病理性疼痛

由感觉神经系统受损或受到刺激或功能异常所致的疼痛。

七、根据疼痛发生的系统和器官分类

（一）躯体痛

其疼痛感受器多分布在皮肤、软组织、骨骼肌、骨等，定位明确，常被描述为锐痛、持续钝痛、挤压痛、刺痛、跳痛等。

（二）内脏痛

其疼痛感受器多分布在内脏器官（如肾脏、胃肠道），定位不明确，常被描述为钝痛、绞痛或持续钝痛。

（三）中枢性疼痛

主要是指由脊髓、脑干、丘脑、大脑皮质等中枢性神经疾病所引起的疼痛（如脑肿瘤、脑出血等），一般神经阻滞无效，常需作用于大脑皮质的麻醉药和镇痛药方能见效。

八、根据疼痛表现形式分类

（1）局部痛。

（2）牵涉痛。当某些内脏器官发生病变时，在远离原器官的体表的一定区域所表现的疼痛。

（3）放射痛。与牵涉痛最大的区别在于它是沿受累神经分布的，它是指当神经根／干及中枢神经系统病变，使得疼痛沿受累神经在其远端支配区出现的疼痛。

第二节 疼痛的定性和定量诊断

一、疼痛的定性诊断

（一）询问疼痛的病史

应注意了解表1-1列出的内容。

表1-1 询问病史的主要内容

1.主诉	4.家族史
主要疼痛表述	家族成员是否有类似的疼痛症状
2.现病史	家族成员有无其他的疼痛症状
疼痛的发生过程	家族成员有无伤残性疾病

续表

疼痛的部位	死亡家属的死亡原因
疼痛的性质	家族有无遗传性疾病
疼痛的程度	5.职业和社会环境
疼痛的诱发因素	是否有过参加战争的经历
疼痛加重或缓解的因素	曾接受过何种教育
疼痛的伴随症状	目前从事的职业
就诊经过及目前的用药治疗方案	目前是否因疼痛丧失了工作能力
3.既往史	目前家庭经济状况
过去身体健康状况	能否参加休闲娱乐活动
既往是否出现过类似症状	医疗费用能否满足需要
曾经是否有手术或外伤史	疼痛是否影响了患者的人际关系
是否存在其他疾病	6.婚姻状况
是否有药物过敏史和药物滥用史	
是否有烟酒嗜好	

（二）体格检查

1.精神状态

（1）患者的意识、语言状态，能否合作。

（2）识别物体能力、判断力和观察能力。

（3）记忆力，计算和拼写能力。

2.生命体征

呼吸、心率、体温、血压。

3.一般检查

（1）体位。自主体位、被动体位、强迫体位。

（2）姿势。正常人的姿态协调自如。由于疼痛的原因，患者常出现特殊的姿势。

（3）皮肤颜色。可以显示可能存在的交感神经功能障碍、炎症、带状疱疹皮损等疾病。

（4）不对称出汗、局部组织血液灌注不足、肌肉萎缩可能存在神经功能障碍。

（5）步态有无共济失调，有无偏瘫。

4.颅神经检查

对有头痛和颈部疼痛的患者，应进行颅神经检查。

5.感觉功能检查

（1）浅感觉。包括痛觉、温度觉、触觉。

（2）深感觉。包括震动感、位置感（关节肌肉定位感或运动感）、两点辨别觉、压迫感觉、重量感觉。

（3）本体感觉检查。

（4）压痛点的检查。详见与疼痛相关的查体方法。

6.四肢的肌力、肌张力和关节检查

详见与疼痛相关的查体方法。

7.深浅反射检查

反射是神经活动的基本形式，深浅反射检查是检查神经功能的方法之一，包括肢二和肱三头肌肌腱反射、腹壁反射、跟腱和膝腱反射等。检查反射时应注意两侧是否对称，如果出现不对称的反射，常常表示有器质性病变的存在。

8.病理反射

详见与疼痛相关的查体方法。

疼痛的临床体格检查要点见表1-2。

表1-2　临床体格检查要点

疼痛类型	要点	举例	
局部疼痛	疼痛部位与病变部位相一致，由周围神经及感受器受冷、热、压、刺等刺激所致	一条周围神经受到损害时，该神经分布区感到疼痛，其部位与神经干的位置一致	
牵涉痛	内脏脏器有病变时，除有该脏器局部痛之外，还有远离该脏器的体表部位疼痛或深部组织痛	心脏（$T_1 \sim T_4$）痛	牵涉痛区为左胸前、左肩背、左手尺侧
		胃（$T_7 \sim T_8$）痛	牵涉痛区为上腹部
		幽门（$T_8 \sim T_9$）痛	牵涉痛区为脐上
		小肠、阑尾（$T_9 \sim T_{10}$）痛	牵涉痛区为脐周
		升、横、降、乙状结肠、直肠（T_{12}，L_1，$S_2 \sim S_4$）痛	牵涉痛区为耻骨、骨盆深部、肛门
		肝、胆（$T_7 \sim T_8$）痛	牵涉痛区为右上腹、右肩部
		肾、输尿管（T_{12}，$L_1 \sim L_2$）痛	牵涉痛区为腰、腹股沟
		膀胱底（$T_{11} \sim T_{12}$，L_1）痛	牵涉痛区为耻骨上
		膀胱颈（$S_2 \sim S_4$）痛	牵涉痛区为会阴和阴茎
		子宫底、子宫颈（$T_{11} \sim T_{12}$，L_1，$S_2 \sim S_4$）痛	牵涉痛区为耻骨上、下腹、会阴
放射痛	从受累部位局部痛放射到该神经所支配的区域，临床上常见于神经干、神经根受刺激时	腰椎椎间盘突出时可引发坐骨神经痛	
扩散痛	神经干某一支受刺激时，疼痛可扩散至其他分支	三叉神经痛	
烧灼痛	临床见于交感神经不全性损伤时	上肢或下肢的交感神经纤维受损，表现为患肢局部发红、毛发增加、指或趾甲增厚等营养障碍表现	

二、疼痛的定量诊断

主要借助疼痛程度评估量表实现，需注意的是疼痛程度评估量表仅仅在比较同一患者不同时间点的疼痛程度时是可靠的。因此，对于单个患者的疼痛评估，在不同时间点应始终采取一致的衡量方法。

（一）语言评价量表（VRS）

即用口述语言文字描绘对疼痛程度进行评分，包括"4级评分法"和"5级评分法"。

1."4级评分法"

用无痛、轻度疼痛、中度疼痛、重度疼痛进行评估。

2."5级评分法"

用无痛、轻度疼痛、中度疼痛、重度疼痛、剧烈疼痛进行评估。

（二）视觉模拟评分（VAS）

VAS方法是在白纸上画一条10 cm的粗直线，左端为无疼痛，用"0"表示，右端为难以忍受的剧烈疼痛，用"10"表示，患者根据自己感受到的疼痛程度，在直线上的某一点上标示出来，然后使用直尺测量从无痛端到患者标记点的直线距离，用测量到的数字表达疼痛的强度。

（三）数字评分（NRS）

患者被要求用数字（0～10）共11个数字表达出感受疼痛的程度，0为无疼痛，10为难以忍受的剧烈疼痛。

（四）McGill疼痛问卷（MPQ）

因所使用的词汇中文表述有些抽象，难以理解和使用，且使用时耗时较多，我国临床较少使用。

（五）手术后疼痛评分（Prince-Henry法）

Prince-Henry法包含了不同状态下的疼痛情况，并分为0～4共5个等级。对于术后因气管切开或保留气管导管不能说话的患者，可在术前训练患者用5个手指来表达自己从0~4级的选择。

（1）0分：咳嗽时无疼痛。

（2）1分：咳嗽时才有疼痛。

（3）2分：深呼吸时即有疼痛发生，安静时无疼痛。

（4）3分：静息状态下即有疼痛，但较轻，可以忍受。

（5）4分：静息状态下即有剧烈疼痛，难以忍受。

（六）测痛仪

1.压力测痛仪

给予组织一定的压力，机体感到疼痛时的压力。

2.电刺激测痛仪

通过电极向组织施加一定的电流，当机体感到疼痛和能够耐受的电流数值分别为痛阈和耐痛阈。

三、儿童疼痛的评估

由于小儿尤其是婴幼儿缺乏表达能力，疼痛评估较为困难。临床上可通过观察患儿的行为异常、生理改变来判断疼痛程度。对于6岁以上的儿童也可以使用视觉模拟量表来评估疼痛。

（一）儿童疼痛评估内容

（1）疼痛的基础类型。根据病理生理学机制分为伤害性疼痛和神经病理性疼痛，确定疼痛的基础类型有助于识别疼痛的病因，从而指导治疗的选择。

（2）疼痛来源和定位。

①疼痛来源。详细了解原发病可能有助于明确疼痛来源，从而指导治疗方案的选择。

a.癌症：患儿可能存在由骨肿瘤引起的伤害性疼痛以及肿瘤侵袭外周神经引起的神经病理性疼痛。

b.发育障碍。

c.镰状细胞病：因血管阻塞而产生的急性伤害性疼痛。

②疼痛定位。有助于明确病因。

（3）疼痛程度评估。

（二）疼痛严重程度的具体评估方法

1.行为评估方法

（1）哭声。根据哭声的强弱、持续的时间、次数来评估疼痛程度。高音调、紧张、强烈的哭闹具有代表性。

（2）面部表情。代表着婴幼儿对疼痛天生的反应，与疼痛有关的表情包括眉毛凸出、挤眼后闭上、鼻唇沟加深、张嘴、缩舌、撅嘴、口角歪斜、下颌抖动等。

（3）躯体疼痛行为表达。疼痛时婴幼儿肢体的反应包括：肢体的踢打、摆动、肢体的紧张、身体僵硬、肢体活动减少等。

2.生理评估方法

生理评估的内容包括心率、血压、出汗等指标。客观疼痛评分（OPS）法（表1-3）不需小儿参与，根据血压、哭闹程度、运动、烦躁情况及语言或形体语言等进行疼痛的评估，每个指标分为3级，分别为0、1、2分。若各项积分之和≥6分，就需要镇痛。此法常用于手术或治疗前后的对比观察。

表1-3　OPS评分表

观察指标	标准	分数
血压	超过基础值<10%	0
	超过基础值10%～20%	1
	超过基础值>20%	2
哭闹	无	0
	哭，但对安抚有反应	1
	哭，且对安抚无反应	2
运动	安静	0
	不停地动	1
	折腾（乱动乱蹬）	2

观察指标	标准	分数
烦躁	睡眠或安静	0
	轻度烦躁	1
	歇斯底里	2
语言或形体语言	睡眠或述无痛	0
	轻度痛，不能定位	1
	中度痛，能定位（指或说）	2

注：≥6分为重度疼痛，需要镇痛

3.面部表情量表

面部表情量表是由一组表达不同痛苦程度表情的脸谱组成，可以用来测量3～12岁儿童疼痛程度。

将疼痛程度用0～10之间的数字表示，数字旁有从笑至哭不同的脸谱，0为无痛，10为最痛，让小儿选择与疼痛相当的脸谱或数字。

不管采用何种评分法评估疼痛的程度和镇痛的效果，都需要有连续性、客观性、科学性，避免主观暗示或粗暴地对待患儿。

四、疼痛治疗效果的评价

（一）根据疗效评估

1.显效

疼痛减轻80%以上。

2.中效

疼痛减轻约50%。

3.微效

疼痛稍有减轻，但远不到50%。

4.无效

疼痛无缓解。

（二）疼痛缓解度的4级评估法

1.完全缓解（CR）

疼痛完全缓解或消失。

2.部分缓解（PR）

疼痛明显减轻，睡眠基本不受干扰，能正常生活。

3.轻度缓解（MF）

疼痛有些减轻但仍感有明显疼痛，睡眠、生活仍受干扰。

4.无效（NR）

疼痛无减轻感。

（三）疼痛缓解度的5级评估法

0度：未缓解（疼痛未减轻）；1度：轻度缓解（疼痛约减轻1／4）；2度：中度缓解（疼痛约减轻1／2）；3度：明显缓解（疼痛约减轻3／4）；4度：完全缓解（疼痛消失）。

第三节　疼痛的治疗原则

一、先诊断、后治疗的原则

（一）重视诊断和鉴别诊断

疼痛症状常掩盖原发疾病，易致误诊、漏诊、延误病情。

（二）诊断性治疗，必须目的明确

患者疼痛难忍时，常需暂时止痛；或者患者诊断依据缺乏不足以确诊时，可采用"诊断性治疗"方法。然而，这种措施绝不是最终目的，必须密切观察"治疗"后的反应，以有助于确诊，指导进一步治疗。

（三）复诊时应核实诊断的正确性

如有可疑应即时予以纠正或进一步检查。

二、合理用药，以有效、安全为主的原则

（一）合理用药

合理用药是指用药正确、保证疗效、剂量恰当、治疗期限合理，用药后产生的危害性较小。

（二）规范用药

规范用药是保证有效、安全的关键。如对癌性疼痛使用止痛药应按照世界卫生组织推荐的三阶梯药物治疗，口服为主，主动按时给药、按阶梯给药、个体化给药。

对非癌性疼痛疾病，应用非甾体抗炎药（NSAIDs）药物时，要坚持疗程，不宜频繁更换和（或）同类药物重叠使用。

对糖皮质激素（甾体类）药物，应严格掌握适应证和禁忌证，注意和记录用药剂量、日期和总剂量。

（三）联合用药

联合用药要注意配伍禁忌和副作用的增加。

三、先简后繁、先无创后有创、先可逆后毁损的原则

（1）选择治疗措施应以安全、有效和术者熟练掌握者为首选方法。

（2）实施各种治疗措施，以能用简单、无创、安全的措施达到治疗目的为原则。

（3）神经阻滞疗法应根据疼痛部位，判定其支配的神经再决定预阻滞的神经性质和部位。并应遵照"先末梢后中枢、先可逆后毁损"的原则。

四、相辅相成，综合治疗的原则

疑难性疼痛，只靠某一专科或一种疗法很难奏效，应采用中西医结合、跨学科、多元化措施治疗。

五、节省医疗资源，减轻医疗负担的原则

（1）在选择各种疗法和选用药物时，应考虑患者获益和经济负担之比，依据获益、风险和经济负担择优而定。

（2）合理利用医疗资源，发挥各级医疗机构的特点和功能，某些慢性疼痛性疾病在条件允许的情况下，可以开展家庭病床。

六、保护患者生理功能，提高生活质量的原则

（1）尊重患者的意愿，在医疗行为中维护患者的知情权。选择各种治疗，尤其是风性较大、后遗症和并发症较多的治疗措施之前，应向患者及家属充分沟通，并征得同意后方可施行，必要时应由患者或家属签字。

（2）在选择治疗方法和实施过程中，应积极保护机体组织、保护患者生理功能，决不可轻率地采取破坏组织、器官，损毁仪容或损害生理功能的治疗措施。

（3）施行特殊治疗或试验性治疗及开展新疗法之前，应持科学态度，须经周密的准备和预试验，并报院（科）级领导（有条件最好能征得该专业权威）审核、批准。

第四节　疼痛微创治疗技术

一、疼痛微创治疗技术定义

疼痛的微创介入治疗是将穿刺针或窥镜等微小创伤的治疗器械，借助各种影像工具如B超、X线或CT等引导下进入人体内病变的感觉神经周围操作，消除或缓解疼痛。治疗疼痛的首要原则是去除感觉神经损伤的原因或调控或阻断其异常传导，大部分感觉神经位于躯体深部，伴随着运动神经、交感神经和血管，人体的解剖生理也会有所差异，治疗过程中很需要避免周围的组织或脏器损伤。因为B超能鉴别骨面以上的血管、肌筋膜、脏器、神经，X线能显示二维的骨骼组织，CT能显示平面上的骨与其周围软组织。在微创治疗时，医师可根据不同部位的穿刺治疗采用不同的影像学引导，将需要的器械准确穿刺进入神经或其旁边的病变组织中，尽量保障针尖到达靶区的准确性并避免操作过程中损伤其他组织。

二、疼痛微创治疗技术目的

疼痛是感觉神经损伤引起大脑的不愉快情绪反应，治疗疼痛需针对病变感觉神经的原因和位置。通过准确应用穿刺性器械的物理作用或注射药物的化学作用，使受损感觉神经快速消炎，松解粘连，缩小、去除卡压物，减少或阻断其异常信号传导，达到去除致痛原因、帮助恢复或调整神经功能、阻断神经异常信号发放或传导之镇痛目的。纵观现有大部分疼痛的病生理，大部分与缺血缺氧的酸性物质或炎症物质刺激神经有关，包括神经被直接卡压致血流不足，或软组织疤痕卡压其微循环而产生的局部炎症介质刺激了局部神经。为此可解释疼痛经常在深夜更为剧烈的原因可能与入睡后血压降低或心率减慢明显降低了疼痛局部本已缓滞的血流有关。微创介入引导疼痛治疗技术能实现松解神经卡压，增加局部血流而减少疼痛介质的释放，这是帮助神经恢复营养并恢复正常传导功能的最好镇痛方法。假如疼痛原因无法去除时，则调控、阻断感觉神经异常信号的传导，达到快速有效镇痛。

三、疼痛微创治疗技术优点

疼痛微创治疗技术具有通过穿刺即可停止或减少镇痛药物使用量的优点。大部分神经位于人体深部，疼痛科使用的穿刺式微小创伤工具结合影像介导下操作，能帮助医师很好地进行准确和安全的治疗。一旦疼痛原因无法去除时，微创介入技术也能帮助医师施行神经调控或直接神经阻断，避免了许多传统手术创伤镇痛的缺点。

四、疼痛微创治疗方法

疼痛微创治疗方法包括神经阻滞疗法、射频疗法、臭氧疗法、脊髓刺激术、鞘内药物输注系统等方法，本部分主要介绍神经阻滞疗法、射频疗法、臭氧疗法、脊髓刺激术、鞘内药物输注系统，其他治疗方法请参考本书其他具体章节。

（一）神经阻滞疗法

常用的药物有局部麻醉药（简称局麻药）、糖皮质激素、维生素和神经破坏药。局麻药具有诊断和治疗作用，注射神经破坏药之前，先给少量局麻药可判断穿刺针的位置是否正确。治疗性神经阻滞则以长时效的丁哌卡因或罗派卡因为好。糖皮质激素对炎症反应有明显的抑制作用，可改善病变组织的渗出和水肿，从而使疼痛症状减轻。

对于局麻药中是否加入糖皮质激素的问题，一般认为在有慢性炎症的情况下适量应用有好处，但要注意规范应用，严格注射剂量和疗程，避免严重并发症的发生，尤其对于有糖尿病史的患者更应谨慎。此类药物中，利美达松、得宝松、甲泼尼龙都是较好的选择，局部注射用，每周1次，每疗程不超过4次。周围神经炎局部注射常加用维生素B_6和（或）B_{12}，因其过敏反应和局部刺激不建议。

神经破坏药多用80%～100%乙醇和5%～10%酚甘油溶液，可使神经产生退行性变，感觉消失有时运动神经也受累，隔一定时间神经再生，疼痛恢复。常用的阻滞方法为：痛点阻滞、周围神经阻滞和交感神经阻滞。

（二）射频疗法

将频率在100MHz以下的高频电磁波应用于人体，电场内的各种离子和带电胶体颗粒发生振动，产生热效应和非热效应以治疗某些疾病的方法，称为RF。依据射频发生器电流产生方式的不同可分为两类：脉冲射频和连续射频。

1.适应证

神经病理性疼痛，如三叉神经痛、带状疱疹后神经痛等；脊柱源性疼痛，如颈椎病、腰椎间盘突出症、间盘源性疼痛；其他，如肌筋膜疼痛综合征、脊神经后内侧支卡压综合征等。

2.禁忌证

活动性肺结核、凝血功能障碍、心力衰竭、急性化脓性炎症、安装有心脏起搏器者。

3.并发症

半月神经节射频热凝毁损术见诸报道的并发症有咬肌瘫痪、角膜炎、出血、复视、听力减退等，经对症处理后多在2周至1年内恢复。颈腰椎间盘射频消融术常见的并发症有间盘炎、脊柱炎、椎间隙感染、神经损伤、血管损伤等。

（三）臭氧疗法

臭氧疗法是指将一定浓度的医用臭氧注射到炎性变的软组织或突出的椎间盘等病变部位，通过抗感染镇痛或氧化髓核内蛋白多糖使髓核体积缩小，治疗多种慢性疼痛性疾病的一种治疗方法。

1.适应证

颈、腰椎间盘突出症，腰椎手术失败综合征，关节及软组织痛等。

2.禁忌证

臭氧过敏，穿刺部位感染，体温升高，严重心理障碍、月经期、哺乳期患者，颈椎间盘突出压迫脊髓致脊髓水肿变性，游离型腰椎间盘突出，马尾神经综合征。

3.并发症

过敏反应、神经损伤、感染、出血、头痛、头晕、腹胀、硬膜囊损伤等。

（四）脊髓刺激术（SCS）

脊髓刺激术是通过手术植入或经皮穿刺的方法，将电极置入与疼痛部位相对应的脊髓节段的硬膜外腔，进行电刺激治疗，以使疼痛缓解的一种治疗方法。

1.适应证

脊髓损伤，末梢神经病变，幻肢痛，灼痛，带状疱疹后神经痛，丘脑性疼痛，癌性疼痛，背部手术失败综合征（FBSS）等。

2.禁忌证

装有心脏起搏器，急性传染病、感染性疾病、出血倾向，穿刺部位皮肤感染，癫痫患者及意识不清者；不愿意接受脊髓刺激术治疗的患者；诊断不明确者。

3.并发症

脑脊液漏、感染、器件失灵或移位、植入部位疼痛及其他与器械操作相关的并发症。

（五）鞘内药物输注系统（IDDS）

对于慢性顽固性疼痛，特别是癌性疼痛等可以采用鞘内药物输注系统进行长期的疼痛治疗。IDDS系统包括：植入腹壁皮下的储药囊，通过皮下隧道连接储药囊和鞘内间隙的导管，以及皮下注药泵。外部计算机程序遥控皮下注药泵的输入速率，记录药物浓度、容量和剂量。通过皮下的接口定期注入药物补充储药囊内的药量，并可根据病情变化调整药物种类、浓度和输入量，使患者的疼痛至少减轻50%以上，并能够耐受药物不良反应。

目前IDDS最常用的药物是无防腐剂的硫酸吗啡。对于疼痛控制不佳或不良反应过大而无法继续使用吗啡者，也联合使用可乐定、丁哌卡因、咪达唑仑、氢吗啡酮和苏芬太尼等。

1.适应证

主要是顽固性癌痛、神经病理性疼痛等疼痛性疾病和顽固性心绞痛等非疼痛性疾病。

2.禁忌证

包括输注药物过敏或禁忌、全身状态不良、凝血机制障碍、神经系统病变、穿刺部位病变以及精神异常或不能配合治疗的小儿及精神病患者。

3.并发症

长期接受IDDS的患者，可以出现药物性不良反应和操作及管理引发的并发症。药物不良反应包括恶心、呕吐、嗜睡、尿潴留、瘙痒、呼吸抑制、性功能障碍、便秘、痛觉过敏、精神异常。操作及管理引起的并发症包括创口感染、脑膜炎、脑脊液漏、泵位置改变、导管移位和导管堵塞。

第二章

头面部神经痛微创治疗

第一节　三叉神经痛射频治疗

一、概述

三叉神经痛是一种严重的慢性疼痛性疾病，可以分为原发性和继发性两大类型。原发性三叉神经痛系指原因不明的三叉神经分布区短暂的、严重的、阵发的、反复发作的电击样疼痛，占三叉神经痛的绝大部分；继发性三叉神经痛系肿瘤、炎症等器质性病变引发的疼痛。三叉神经痛的发病率在12.6／10万和27／10万之间，与年龄呈正相关。

（一）病因及发病机制

典型的三叉神经痛是在三叉神经一支或多支分布区域反复发作的、突发性的、尖锐的癫痫样疼痛，轻微的触摸就能触发疼痛突然发作。三叉神经痛在病因上通常可分为原发性和继发性两种。继发性三叉神经痛又称症状性三叉神经痛，是指由三叉神经本身或邻近组织的病变而引起疼痛，同时伴有神经系统体征，其病因多种多样，有血管性病变、肿瘤性病变、颅骨的畸形及多发性硬化等。原发性三叉神经痛在临床上更为常见，病因尚不明确，获认可较多的说法是患者在血管或神经畸形的基础上，发生血管硬化并压迫了神经。

三叉神经的中枢轴突受血管压迫，特别是神经根入脑桥处受压迫，被推断为大多数三叉神经痛可能的病因，神经脱髓鞘可能改变了三叉神经的电活动。血管压迫合并神经脱髓鞘或神经损伤几乎见于所有三叉神经手术的患者。当血管（大多数是动脉，偶尔是静脉）由神经处分离或去除微血管压迫，患者的阵发性疼痛几乎立即消失。用磁共振成像（MRI）研究术前血管神经关系显示，需外科手术的患者的血管和三叉神经有接触的比例很高。研究同时显示，无症状的对照组中有6%～32%的患者的神经与血管有接触，但研究不能证实是否就是接触造成神经压迫性损伤。

1.原发性三叉神经痛

原发性三叉神经痛病因目前尚不完全清楚，根据临床观察和治疗，颅脑手术所见，以及病理检查和动物实验，为大家所广泛支持的是微血管压迫学说及癫痫样神经痛学说。

（1）微血管压迫学说

从三叉神经末梢到脑干核团的任何部位病变都可能引起本病。库欣（Cushing）于手术中发现肿瘤的机械性压迫可引起三叉神经痛。詹尼特（Jannetta）提出在三叉神经的脑桥入口处90%以上有异行扭曲的血管压迫在三叉神经后根上，导致神经根局部脱髓鞘变化。有研究表明，85%的三叉神经痛患者，其三叉神经在脑桥附近被血管压迫，最常见的是动脉压迫，静脉压迫少见。最多见的是小脑上动脉压迫三叉神经的头侧外部，引发第2、3支疼痛，小脑下前动脉压迫三叉神经尾侧下部时出现第1支疼痛，加德纳（Gardner）认为脱髓鞘局部的相邻纤维之间产生短路，轻微的触觉刺激可通过此"短路"传入中枢，而中枢传出的冲动经此"短路"转变成传入冲动，如此叠加，达到阈值以上强度，产生症状。但是5%～10%的三叉神经痛患者并未发现三叉神经外部有可见的压迫征象。另外，由于未罹患三叉神经痛者不能进行外科手术探查三叉神经进入脑桥的轴突，所以很难估计无症状时血管和三叉神经脑桥进入区的联系。因此，有必要证实是否单纯血管压迫就能产生三叉神经痛。即使有证据支持血管压迫是三叉神经痛的重要因素，也没有正式的实验证据证明这种压迫会导致异常兴奋。

（2）癫痫样神经痛学说

三叉神经痛的发作具有有扳机点、突然发作、持续时间短、抗癫痫药物有效等特点，因此有学者提出了"折返环路"、神经元间接触、传出神经阻滞导致中枢神经功能异常等的观点。但这些学说无法解释绝大多数病例为单侧、疼痛长期局限于某一两支范围内无发展、脑干病变不产生三叉神经痛等现象。

（3）其他假说

其他假说有结构损伤假说、三叉神经节病变假说、受体异常假说和炎性介质改变假说、多发性硬化假说、中枢病原学说、生物共振学说等。

2.继发性三叉神经痛

（1）颅内病变

颅内病变主要是颅中窝和颅后窝的病变，包括颅内肿瘤、脑血管动脉瘤及颅底部蛛网膜炎等。

（2）感染

感染多见于拔牙后损伤、手术后颊部囊肿等。

（3）其他病因

其他病因有三叉神经麻痹、托洛萨–亨特综合征、头部外伤等。

3.病理改变

主要病变为局灶性节段性脱髓鞘，部分髓鞘受压变薄，相邻裸露轴突紧密接触，神经胶质细胞消失，病灶中极少出现炎性细胞浸润，巨噬细胞少见，轴索常无明显变化。假如病变严重，可伴随轴索缩短和消失。病程较长时还可能存在复髓鞘现象，表现为较薄的髓鞘、施万细胞增生、炎细胞浸润等。

（二）临床表现

1.疼痛部位

右侧多于左侧，以第2、3支发病最为常见，第1支者发病少见。其疼痛范围不超越面部中线，亦不超过三叉神经分布区域。偶尔有双侧三叉神经痛者，占5%；双侧三叉神经痛患者多有家族史，且双侧疼痛不会同步发作。

2.疼痛性质

短暂、剧烈，如刀割、针刺、撕裂、烧灼或电击样剧烈难忍的疼痛。

3.疼痛发作的规律

每次疼痛发作仅持续数秒或1～2 min便骤然停止。初期起病时发作次数较少，间歇期亦长，为数分钟至数小时，随病情发展，发作逐渐频繁，间歇期逐渐缩短，疼痛亦逐渐加重而剧烈。夜晚疼痛发作减少。间歇期无任何不适。

4.性别与年龄

年龄多在40岁以上，以中、老年人为多。女性多于男性，二者比例约为3：2。

5.诱发因素与扳机点

说话、吃饭、洗脸、剃须、刷牙、吹风等均可诱发疼痛发作。扳机点亦称"触发点"，多发生于上唇、鼻翼、牙龈、口角、舌、眉等处。轻触或刺激扳机点可激发疼痛发作。

6.神经系统检查

无异常体征，少数有面部感觉减退。此类患者应进一步询问病史，尤其询问既往是否有高血压病史，进行全面的神经系统检查，必要时进行腰椎穿刺、颅底和内耳道摄片、颅脑计算机断层扫描（CT）、MRI等检查，以利于与继发性三叉神经痛鉴别。

（三）诊断

三叉神经痛诊断主要依据患者的临床表现，当怀疑为继发性三叉神经痛时，应有针对性地进行病因检查。根据国际疼痛协会于2013年公布的指南，单侧面部疼痛发作至少3次且满足以下标准，可对三叉神经痛做出诊断，即可进行射频镇痛治疗。

1.主要诊断要点

（1）疼痛部位

疼痛部位为三叉神经的一支或多支，局限于三叉神经的分布区内。95%以上的三叉神经痛患者为一侧性。

（2）至少满足以下4点疼痛特征中的3点

①反复发作的阵发性疼痛持续时间为1 s至2 min；多为突然发作的阵发性剧痛，不发作时绝大部分患者完全不痛，仅极少数患者仍有轻度疼痛。②疼痛强度剧烈。③疼痛性质为电击样、放电样、针刺样或刀割样；疼痛发作时不伴有恶心、呕吐。④大多数患者有扳机点，即触发点，刺激这些点可引起疼痛发作，但发作刚过去，再刺激扳机点则不引起发作。

2.其他辅助诊断

（1）抗癫痫药卡马西平镇痛治疗有效。

（2）无明确的器质性神经功能缺陷存在，且排除其他可能引起面部疼痛的疾病。脑MRI排除继发性三叉神经痛。

（四）鉴别诊断

1.舌咽神经痛

舌咽神经痛易与三叉神经第3支痛相混，舌咽神经痛的部位不同，为软腭、扁桃体、咽舌壁、舌根及外耳道等处。疼痛由吞咽动作诱发。用1%可卡因等喷咽区后，疼痛可消失。

2.鼻窦炎

急性鼻窦炎的颜面部疼痛较为剧烈，如筛窦炎、额窦炎、上颌窦炎等，为局限性持续性痛，可有发热、鼻塞、流浓涕及局部压痛等。

3.肿瘤

最常见为鼻咽癌、颅内听神经瘤，常伴有鼻衄、鼻塞，肿瘤可侵犯多数脑神经，使颈淋巴结肿大，做鼻咽部检查、活体组织检查（简称"活检"）、颅底X射线检查、CT及MRI检查可确诊。

4.青光眼

将单侧青光眼急性发作误诊为三叉神经第1支痛。青光眼为持续性痛，无放射性，可有呕吐，伴有球结合膜充血、前房变浅及眼压增高等。

5.牙痛

牙病引起的疼痛为持续性疼痛，多局限于牙龈部，有压痛，局部有龋齿或其他病变，X射线检查及牙科检查可以确诊。

6.颞下颌关节炎

疼痛局限于颞下颌关节腔，呈持续性，关节部位有压痛，关节运动障碍，疼痛与下颌动作关系密切，可行X射线检查及专科检查协助诊断。

7.其他

颈源性头痛、偏头痛等，需仔细询问病史以资鉴别。

（五）有关解剖

1.头面部疼痛传导的感觉神经通路

（1）第1级感觉神经元

第1级感觉神经元位于三叉神经节，周围突组成三叉神经分支，分布于头面部皮肤，以及眼、口、鼻腔黏膜，中枢突组成三叉神经根传入脑桥的第2级神经元。

（2）第2级感觉神经元

第2级感觉神经元位于三叉神经脊束核（司痛觉、温觉），经丘系交叉到对侧脑桥被盖腹侧，传入第3级神经元，形成三叉丘系。

（3）第3级感觉神经元

第3级感觉神经元位于丘脑腹后内侧核，经内囊后肢沿丘脑中央辐射到达中央后回下部的感觉中枢。

2.三叉神经周围分支

三叉神经自三叉神经节发出，三大分支分别为眼神经、上颌神经和下颌神经。三叉神经节位于颅中窝的内侧面，在卵圆孔的内后上方，其周围包裹着梅克尔憩室的硬膜囊，内侧毗邻海绵窦和颈内静脉。卵圆孔孔口直径为5～10 mm，孔道长度为5～8 mm。从透视影像角度看，进行前路穿刺三叉神经节射频毁损时，卵圆孔最内侧是三叉神经节的第1分支，中央部分是第2分支，外侧部分是第3分支。在进入卵圆孔和梅克尔憩室深部的末端时，应注意第3分支最浅，第2分支居中，第1分支最深。

（1）眼神经

眼神经是三叉神经节分出的一个最小分支，属于感觉神经。从三叉神经节前上内侧分出，向前穿经海绵窦外侧壁，经眶上裂入眶，入眶前分为额神经、泪腺神经和鼻睫神经。眼神经还有与动眼神经、滑车神经和展神经等的感觉纤维的交通支，特别是滑车神经分布区患带状疱疹时，常表现出与三叉神经痛相似的剧烈疼痛。额神经入眶后前行，经上睑提肌和骨膜间分为眶上神经和滑车上神经，分布于额部、上眼睑头皮前部的皮肤，眶上神经纤维末梢可延伸至颅顶部。眼神经最内侧的分支是鼻睫神经，出眶后发出睫长神经、滑车下神经，终支是筛前神经。睫长神经自鼻睫神经发出，从视神经的内、外侧入眼球，它包含鼻孔开大肌的交感纤维、虹膜的感觉纤维。筛前神经穿筛前孔到颅窝，分布于硬脑膜后穿筛板入鼻腔。

（2）上颌神经

上颌神经由三叉神经节前部经圆孔出颅，入翼腭窝，穿眶下裂入眶，终支为眶下神经。上颌神经在翼腭窝内发出数支神经分支，有翼腭神经、颧神经、眶下神经和上牙槽神经后支。与面部疼痛相关的上颌神经分支有以下4种：①下睑支（分布于下睑的皮肤及黏膜）；②鼻外支（分布于鼻外侧皮肤）；③鼻支（分布于鼻前庭皮肤）；④上唇支（分布于上唇及附近颊部皮肤和黏膜）。上颌神经最大的终支为眶下神经。

（3）下颌神经

下颌神经主要是感觉神经纤维，包括属于感觉神经的舌神经、耳颞神经和只含一小束运动纤维的下牙槽神经。舌神经终支分布于舌黏膜深层，支配舌体的前2/3黏膜感觉。下行时与面神经的鼓索神经分支相交。下牙槽神经为下颌神经后股最大的一支，在下颌骨的内侧面进入下颌管，向前分出分支到尖牙、切牙、下磨牙和前磨牙。在出颏孔前分为两支：一支为颏神经出颏孔；另一支仍在下颌管中前行，称为切牙支，形成下牙丛和较小的下唇支，支配下唇部的感觉。颏神经末梢分布于下唇及相应的口角至中线的牙龈。耳颞神经分出耳支和颞支，分布于颞区和头皮的外侧皮肤，走行中也发出小分支到外耳道、鼓膜、耳屏、耳郭上部、颞下颌关节、腮腺及颞顶部的皮肤。此外，还有分支支配汗腺分泌、小血管运动和腮腺分泌功能。

二、治疗

原发性三叉神经痛的治疗目的主要是解除疼痛，继发性三叉神经痛治疗主要是对因治疗，这里重点论述原发性三叉神经痛的治疗，大体可分为3类。

（一）药物治疗

药物治疗主要指的是抗癫痫药物治疗，是三叉神经痛的基本治疗方法。它既是初发三叉神经痛患者的首选方法，也是必要的鉴别诊断手段。但是，由于长期用药后逐渐增加的耐药性，控制疼痛的药量也逐渐增大，最终会因为难以耐受药物的不良反应，而被迫转求其他治疗方法。

1.卡马西平

卡马西平常为首选药，该药的治疗机制在于对三叉神经脊束核及丘脑中央内侧核部位的突触传导有显著的抑制作用。可使70%以上的患者完全镇痛，此药需长期使用才能维持疗效，但大约1/3的患者不能耐受其嗜睡、眩晕、消化道不适等不良反应，停药后疼痛多复发。

2.苯妥英钠

该药可抑制三叉神经痛的癫痫样放电，但疗效不如卡马西平。

3.普瑞巴林

该药是一种新型γ-氨基丁酸（GABA）受体激动剂，能阻断电压依赖性钙通道，减少神经递质的释放，临床主要用于治疗外周神经痛，以及辅助性治疗局限性部分癫痫发作。

（二）祛除病因治疗

该治疗主要指的是三叉神经显微血管减压术，三叉神经显微血管减压术是原发性三叉神经痛首选的手术方法，也是目前唯一能够根治三叉神经痛的手术。

1.发展历史

1934年，丹迪（Dandy）报道了三叉神经痛患者小脑脑桥脚的解剖和异常，在未用手术显微镜的条件下，发现血管压迫神经根占44.7%，肿瘤占5.6%。许多学者后续报道了三叉神经解剖学研究和临床治疗经验。1966年，美国詹尼特教授在前人研究的基础上，发展和完善了显微血管减压术，并在面肌痉挛、三叉神经痛、舌咽神经痛等疾病治疗上进行了广泛应用。

2.基本原理

显微血管减压术是对责任血管和神经的粘连进行分离，在两者之间置入减压材料，如teflon棉垫。可能的责任动脉为小脑上动脉、小脑下前动脉、小脑下后动脉、脑桥横静脉等。术前行磁共振体层成像脑血管显影术（MRTA），发现神经根附近有血管和神经密切接触者疗效较好。

3.适应证

原发性三叉神经痛患者，伴有面肌抽搐（痉挛）者，不愿遗留面部麻木者，年龄在65岁以下，全身重要脏器无严重疾病且全身情况良好者。本术式的优点在于使患者颜面部感觉功能得以保留，但是手术存在脑脊液漏、脑神经损伤，甚至死亡的严重并发症，也存在一定的复发率。

（三）神经阻断

神经阻断也称为神经毁损，指的是采用物理或化学方法破坏三叉神经周围支、神经干、神经节，使治疗部位神经组织发生坏死以达到镇痛的方法。

1.非破坏性阻断

非破坏性阻断即神经封闭，是治疗三叉神经痛常用的有效方法，此外，也可用于可疑三叉神经痛患者的诊断性治疗，除少数可获得长期的镇痛效果外，很少有患者的镇痛期超过1年。

2.化学破坏性阻断

化学破坏性阻断指用某种化学药物（如无水乙醇或甘油）直接注射于受累的

三叉神经周围支、神经干，使注射部神经组织发生凝固性坏死，从而达到治疗目的。但注射药物容易流动，对神经毁损范围可控性较差，容易发生神经炎或其他组织破坏的并发症。此法仅用于外周神经阻滞且容易疼痛、复发，逐渐被能精确定位的射频消融术替代。

（1）无水乙醇注射

无水乙醇注射法包括经皮三叉神经外周支注射法，适用于老年体弱、难以耐受较大手术的患者。当无水乙醇注射到三叉神经周围支神经组织上时，神经髓脂发生溶解，并凝固神经纤维的蛋白结构，造成神经纤维的远端变性。此法是一种经济方便的方法，一般注射数分钟后患者的疼痛明显得到缓解。

（2）亚甲蓝注射

亚甲蓝本身系氧化剂，是一种鸟苷酸环化酶抑制剂，并不是一种神经毁损药物，对神经造成的损害具有可逆性。此法的机制在于可通过影响脊髓内的一氧化氮/环鸟核糖单磷酸盐系统的兴奋性，起到阻断痛觉传导的作用。一般联合甘油或丁哌卡因使用，很少单独应用。

（3）无水甘油注射

无水甘油注射法始于20世纪70年代，瑞典医生尝试伽玛刀治疗三叉神经痛时，穿刺三叉神经节后用甘油造影定位，无意中发现患者疼痛消失，之后有学者使用此技术治疗三叉神经痛获得一定的效果。但关于其治疗机制目前仍有较大的争议，尚无正式在市场上销售的制剂。此法可能是通过对粗无髓纤维的损害，影响了疼痛的触发机制，减少引起三叉神经痛的冲动传导，多数在治疗10～20 min起效。

（4）阿霉素注射

阿霉素属于蒽环类抗肿瘤药物，它能干扰DNA复制，抑制核糖核酸（RNA）合成，具有轴浆逆流特性，可由外周神经干或神经末梢经轴突逆行向上，转运到三叉神经节细胞，能使感觉神经元发生永久性毁损。临床上使用阿霉素治疗三叉神经痛主要就是利用其轴浆逆流特性和细胞毒性作用，感觉神经元在1周内经历亚急性变性，注射后起效较慢。

3.机械性切断术

机械性切断术是指用器械的力学直接将三叉神经周围支、后根及三叉神经脊髓束进行离断破坏，阻断疼痛传导而达到镇痛的治疗方法。

（1）三叉神经周围支切断术

三叉神经周围支切断术是常用的手术方法之一，将三叉神经周围支的末端切断并撕脱一部分，使该神经分布区域感觉消失，达到镇痛目的。此种手术操作简单，并发症少，但易于复发，适用于年龄较大、不能耐受更彻底的开颅微血管减压手术，且疼痛范围较为局限的患者。

三叉神经周围支切断术包括以下几种手术类型。①眶上神经切断术：适用于三叉神经第 1 支痛局限于额头疼痛者。②眶下神经切断术：适用于三叉神经痛第 2 支痛局限于上唇部位疼痛者。③经眶底三叉神经第 2 支切断术：适用于疼痛发作于面颊部、眶下、眶旁、鼻下部、上颌牙和牙龈、口腔前庭黏膜等三叉神经第 2 支分布区域的患者。④下牙槽神经切断术：适用于三叉神经第 3 支痛下牙龈及相应面部疼痛者。

（2）三叉神经感觉根切断术

三叉神经感觉根切断术是神经外科最常用的手术镇痛方法之一。其作用原理是切断三叉神经的感觉根，使刺激冲动不能向上传导而镇痛。

根据不同部位的手术入路及方法，三叉神经感觉根切断术有以下几种手术类型：①经颞入路三叉神经感觉根切断术：1901年，斯普利勒（Spliller）首先提出，适用于三叉神经疼痛以第2、3支痛为主的情况。②经枕下入路三叉神经感觉根切断术：1925年，由丹迪首次应用获得成功，适用于年纪较轻的三叉神经所有分支的疼痛，尤其疑有脑桥小脑角的继发性病变，如肿瘤等患者。③耳后小切口三叉神经感觉根切断术：我国学者刘学宽对丹迪的术式进行改良而成，提高了手术安全性。④迷路后入路三叉神经感觉根切断术：适应证与丹迪手术相同。

以上4种手术方法至今仍被广泛应用，短期疗效较好，但是复发率较高，同时容易出现颅内出血、面瘫等多种严重并发症，因此逐渐被更为安全可靠的方法所取代。

（3）三叉神经脊束切断术

三叉神经脊束切断术为斯约克维斯特（Sjoqvist）在1936年首先报道。其解剖生理基础是三叉神经3个分支的痛觉、温觉及部分触觉纤维均通过三叉神经脊束，终止于三叉神经脊束核的尾侧亚核。当三叉神经脊束下行经过延髓下段时，位于延髓脊束外侧的表浅部位。在延髓切断三叉神经脊束可以治疗三叉神经痛，最大的优点是触觉不受影响，不影响运动支。术后不产生营养性角膜炎，食物不会残留于颊部。适应人群包括双侧三叉神经痛者，疼痛对侧失明者，伴有眼支疼痛者，因癌肿影响到第Ⅴ、Ⅸ、Ⅹ对脑神经及中间神经者。但手术存在一定的风险，同时可引起中间神经、舌咽神经和迷走神经分布区域的痛觉减退和温度觉障碍。

4.物理性阻断

物理性阻断主要指用温度或压力使三叉神经细胞或纤维变性，阻断神经冲动传导的镇痛治疗方法。现在主要有三叉神经节射频消融治疗和经皮穿刺微球囊压迫治疗。

（1）三叉神经节射频消融治疗

射频消融这种微创伤性神经毁损疗法最早用于治疗三叉神经痛，是利用可控温度作用于神经节、神经干和神经根等部位，使其蛋白质凝固变性，使得神经膜电位短路、消失，使整个神经不能产生去极化，该神经感觉冲动也即无法产生，从而达到镇痛目的。由于三叉神经节是发出三叉神经根及支的发源部位，毁损了神经节就能中断神经根的异常冲动向中枢发放，现代影像技术能引导很小的射频电极进入神经节，进行选择性消融治疗或脉冲射频治疗，具有一次性镇痛疗效达95%，而复发后容易再重复治疗的优点。克服了三叉神经外周支毁损容易复发，甚至麻木与疼痛同时存在，以及三叉神经根毁损治疗因为靠近脑桥具有较大风险和疼痛复发后不容易再次治疗的缺陷。三叉神经节射频消融治疗成为现代三叉神经痛疗效最确切、维持时间最长的镇痛技术。传导痛觉的无髓鞘细纤维在70～75 ℃时就发生变性，而传导触觉的有髓鞘粗纤维能耐受更高的温度，射频技术能利用不同神经纤维对温度耐受的差异性，有选择性地破坏三叉神经节内传导面部痛觉的细纤维，而保存对热力抵抗力较大的传导触觉的粗纤维。因此，利用温控射频热凝技术，可选择性控制性破坏感觉神经的痛觉纤维而相对保存触觉纤维和运动纤维，达到既可以解除疼痛，又可部分或全部保留触觉及运动的目的，提高了患者的生活质量。目前，三叉神经节射频消融术在临床疼痛治疗领域发展很快，疗效确实，可用于治疗三叉神经第1～3支的疼痛，成为治疗三叉神经痛的经典技术。射频消融术适用于年老体弱及多病的患者，目前尚无死亡的病例报道，并发展到几乎所有神经痛的治疗。该方法虽然复发率较高，但由于操作方便，可重复实施，绝大部分能达到满意镇痛的目的。而乙醇等化学毁损术存在药物流动导致的并发症，治疗三叉神经痛时仅限于外周支，以及特殊的癌痛的外周神经痛。

（2）经皮穿刺微球囊压迫治疗

经皮穿刺微球囊压迫治疗是一种治疗原发性三叉神经痛的组织介入的方法，此方法为穆兰（Mullan）和利希托（Lichtor）于1983年发明，具体方法是经皮穿刺卵圆孔，将血栓切除球囊导管置入梅克尔憩室，行神经节的微球囊加压，通过外压力改变三叉神经节的解剖位置，并降低感觉神经的敏感性。神经节经过球囊压迫之后，会出现序列性的神经组织学改变，大的有髓神经纤维选择性地受到破坏、脱髓鞘，压迫对于小的有髓神经纤维及无髓神经纤维不产生明显作用。但本法可引起很多并发症，包括面部感觉减退、感觉迟钝、咀嚼肌无力、角膜感觉缺失、展神经麻痹、滑车神经麻痹等，对术者技术水平要求较高，同时存在一定程度的复发率，10年有效率为70%左右。

5.放射科治疗

放射科治疗包括伽玛刀治疗和赛博刀治疗。

（1）原发性三叉神经痛的伽玛刀治疗

伽玛刀又称立体定向伽玛射线放射治疗系统，是一种集现代计算机技术、立体定向技术和外科技术于一身的治疗性设备，它将钴-60发出的伽玛射线几何聚焦，集中射于病灶，一次性、致死性地摧毁靶点内的组织，而射线经过人体正常组织几乎无伤害，并且剂量锐减。该方法治疗三叉神经痛的确切机制还不明确，并不单纯为三叉神经放射性毁损，因为经过治疗的患者疼痛缓解病程长短不一，可能是放射能量功能性地阻断了神经信号的"短路"传递，但不影响正常的突触传递，同时可使异常接触结构的体积回缩，并改变神经伪突触分子孔道的结构。1953年，瑞典医生拉尔斯·雷克赛尔（Lars Lecsell）使用立体定向X射线束治疗原发性三叉神经痛获得成功。20世纪90年代，随着立体定向放射外科设备的改进和神经影像技术的发展，原发性三叉神经痛的伽玛刀治疗才真正开始应用，适应证主要为原发性三叉神经痛，经保守治疗无效且不能接受手术者，其有效率高达90%，完全无痛率可达75%。起效时间多为1～2个月，同时存在10%左右的无效率，长期复发率有待观察。结合我国国情，治疗费用也是影响其推广的一个原因。

（2）三叉神经痛的赛博刀治疗

1988年，从事放射外科治疗与研究的医生约翰·阿德勒（John Adler）提出了影像引导无框架立体定向放射外科的概念。1992年，阿德勒及同事研制出最原始的无框架立体定向放射外科治疗设备，即赛博刀的雏形，是新一代4D放射外科设备。1994年，赛博刀开始被用于治疗脑转移瘤患者。之后赛博刀得到了不断的改进和完善，1999年美国食品药品监督管理局（FDA）正式批准赛博刀放射外科治疗系统用于治疗头部疾病，2001年FDA批准赛博刀用于治疗全身肿瘤及三叉神经痛，我国于2007年由吴承远教授最先引进赛博刀，获得满意效果，但长期疗效还有待时间的检验。

6.三叉神经痛电刺激治疗

目前已有脊髓电刺激疗法和脑刺激初步应用到了三叉神经痛的治疗中。

（1）脊髓电刺激疗法（SCS）

SCS是采用脉冲电流刺激临近脊髓以达到减轻疼痛目的的技术，即将电极植入脊柱椎管内硬膜外腔，经造影证实其确切位置后，在神经通路上制造电场以产生感觉异常区域，以脉冲电流刺激脊髓神经治疗疾病的方法。这一技术在1965年梅尔扎克（Melzack）和沃尔（Wall）提出疼痛的门控理论后，开始应用于临床。SCS的神经生理学机制目前尚不完全清楚，最初认为SCS治疗疼痛的机制是对脊髓的刺激，现在认为主要是局部效应和脊髓上位效应，并与背角中间神经元和神经化学机制有关。SCS的主要适应证包括其他方法治疗无效的、不能或不宜手术治疗的腰背痛者，颈椎手术失败者，四肢神经痛综合征，双侧脊神经根疼痛综合征，不能立即手术的顽固性心绞痛者，肢体缺血性疾病者，等等。

美国学者发现，SCS通过在颈椎植入电极，刺激三叉神经脊束核的尾侧亚核，可使部分三叉神经痛患者缓解疼痛，同时并不损害患者三叉神经的正常感觉和运动神经功能。SCS是一种新的治疗途径，远期疗效还有待进一步观察。因费用较高，而且存在神经损伤、绝缘体折断等多种并发症，SCS通常不作为首选的治疗方法。

（2）运动皮质区刺激（MCS）和深部脑刺激（DBS）

1991年，坪川（Tsubokawa）医生首先报道了反复的运动皮质区刺激成功应用于难治性三叉神经痛的治疗。后续的报道进一步证实了MCS在三叉神经痛治疗中的作用，75%～100%的患者在接受功能电刺激后疼痛明显缓解。此外，深部脑刺激于1997年便应用到了疼痛治疗中，弗兰齐尼（Franzini）医生最初报道了DBS在三叉神经痛上的应用，患者接受DBS治疗后，疼痛的频率和强度都显著降低。下丘脑后部在调节疼痛行为有关的神经传递过程中意义重大，因此常作为深部脑刺激治疗疼痛的主要靶点。直接针对下丘脑后部的电刺激在治疗丛集性头痛时易收到良好效果。

（四）保守治疗

保守治疗包括针灸、理疗、间动电流等，镇痛机制是神经反馈性，仅作为初发者首选疗法。优点是经济、方便、较安全，缺点是常常复发，对顽固性疼痛患者疗效不佳。

第二节　三叉神经节射频治疗

一、概述

1935年，克斯讷（Kirschner）率先采用直流电电凝三叉神经节治疗三叉神经痛，后因并发症多而放弃。1974年，斯威特（Sweet）和纽金特（Nugent）开始用射频电流经皮温控热凝三叉神经节技术治疗三叉神经痛，取得了满意的治疗效果，在临床上沿用至今。1983年，王忠诚等开始报道应用该技术，之后相关临床报道逐渐增多。近年来，影像医学、射频技术和计算机技术的发展，如C形臂X射线机、CT、MRI、数字减影血管造影（DSA）等，为准确地微创治疗三叉神经痛提供了条件，射频热凝毁损术已成为治疗三叉神经痛的重要方法。射频温控热凝治疗的近期效果非常好，96%以上的患者治疗后疼痛消失，复发后经再次射频治疗有效。复发率与热凝的范围与程度有关，热凝的面积越小、程度越轻，则保留的范围越多，复发率就越高。有报道在1年内，轻微感觉缺失的患者为55%，明显感觉缺失的患者为25%。吴承远等报道的1860例治疗结果中有效率为96.3%，8个月至2年远期随访的1052例中，1年复发率为11.1%，2年复发率为24.8%，无严重并发症发生。文献分析表明，患者近期都会疼痛消失，5年内的复发率为25%～55%。早期出现的三叉神经区域感觉减退及可逆的咀嚼肌轻瘫是正常的，80%的感觉障碍会消失，但有5%的患者存留令人不愉快的感觉缺失或者减退。

（一）有关解剖

人体全身体表的感觉神经支配，即痛觉感受的责任神经很清晰，面部是三叉神经管理，其一级神经元构成三叉神经节，神经节细胞的周围突组成三叉神经分支，接受头面部皮肤及眼、口、鼻腔黏膜的痛觉，中枢突组成三叉神经根上传入脑桥及上颈脊髓的三叉神经脊束核，再传入丘脑腹后内侧核的第三级神经元，辐射到达中央后回下部的脑皮质感觉中枢。

1.三叉神经节

如同脊神经节一样，三叉神经节是假单极神经元，是外周三叉神经支信号传入及中枢侧三叉神经根信号输出的母体。三大分支分别为眼神经、上颌神经和下颌神经，所以毁损三叉神经节能快速并较长时间地缓解三叉神经痛。三叉神经节呈弯弧状，所以又称半月神经节，在颅底位于颅中窝的内侧面及卵圆孔的内后上方，宽为150～250 mm。三叉神经节的周围包裹有梅克尔憩室的硬膜囊，内侧毗邻海绵窦和颈内静脉。三叉神经外周支穿出颅底的途径是，第一支眼神经的末端从眶上裂穿出形成眶上神经，第二支上颌神经从圆孔出颅，第三支下颌神经从卵圆孔穿出。

2.卵圆孔的解剖和定位

卵圆孔位于蝶骨大翼的后部，大多数在蝶骨翼突外侧板后缘的后侧或后内侧，三叉神经节分出的第3支从卵圆孔穿出。卵圆孔口直径为5～10 mm，孔道长度为5～8 mm。从透视影像角度看，进行前路穿刺三叉神经节射频毁损时，卵圆孔最内侧是三叉神经的第1分支，中央部分是第2分支，外侧部分是第3分支。在进入卵圆孔和梅克尔憩室深部的末端时，应注意第3分支最为表浅，第2分支居中，第1分支最深。一组1284个中国人颅骨卵圆孔及其周围结构的观察与测量结果表明，卵圆孔的长径最小者为4 mm，最大者为13 mm（左侧平均为6.4 mm，右侧为6.6 mm），6～8 mm者占80％。卵圆孔的短径最小为1 mm，最大为7.5 mm，平均为3.2 mm，3～4 mm者占86％，小于2 mm者占2.8％。卵圆孔为圆形或类圆形者占6.8％。卵圆孔与翼突外侧板后缘根部延长线一致者占48.4％。卵圆孔外口向前外倾斜者占94.2％，向后内倾斜者占5.8％（穿刺不易成功）。卵圆孔与棘孔相合为一者占1.8％，与颞岩裂相合为一者占1.9％，三者相合为一者有6例。

（二）适应证与禁忌证

1.适应证

（1）诊断明确

①面部癫痫样神经痛：局部的剧烈疼痛，表现为阵发性放射状痛、阵发性针刺样痛、闪电样痛、刀割样痛、烧灼样痛，有扳机点，严重影响生活，包括颌面部恶性肿瘤的疼痛。②抗癫痫药效果欠佳：卡马西平有镇痛作用，但效果逐渐减弱。或长期服用较大剂量的卡马西平或和苯妥英钠，疼痛控制不满意或不良反应不能耐受的患者。③不适合外科手术：年老体弱，或不愿接受手术治疗的三叉神经痛患者，尤其是具有开颅手术禁忌证的老弱及慢性病患者。④术后复发者：射频温控热凝治疗后复发，或外科手术后复发者。⑤头MRI排除继发性因素：明确排除穿刺途中颅内或颅底的占位性病变。⑥体格检查有或没有阳性体征：在疼痛发作的间歇期无阳性体征，发作期可在皮肤、黏膜上有超敏痛样的扳机点。患者身体状态可安全接受治疗。⑦诊断性阻滞试验呈阳性：行疼痛相关的三叉神经外周支神经上诊断性局部麻醉药阻滞，疼痛区的皮肤麻木期间疼痛缓解大于50%。

（2）患者与家属理解并同意

①理解及接受该治疗仅为达到镇痛的目的。良好的镇痛效果有利于改善患者的生活质量，但并不能根治其病因，故会复发并需定期反复地补充神经射频毁损治疗。②理解并愿意承担微创治疗的风险。

2.禁忌证

（1）病情不适宜微创治疗

①血液检查明显不正常：血常规中白细胞总数及中性粒细胞占比升高明显，红细胞沉降率及C反应蛋白升高，凝血功能严重异常，有出血倾向或正行长效抗凝药物治疗未替换者。②全身状况不稳定：严重心、脑、肺功能疾病，急性衰竭者或不稳定者。③严重代谢紊乱：尤其是低血钾者或高血糖酮中毒者。④治疗部位不安全：穿刺部位或路径上有感染或肿瘤病灶者。

（2）患者或家属不配合

①不能沟通，坚决抵触治疗者或精神状况不稳定者。如果语言不通无法交流但愿意合作，为相对禁忌证，需患者与家属理解射频治疗中需测试肢体动作反应

来判断射频效果。所以不能良好沟通者会存在非疼痛神经消融毁损或病变神经面积不足、镇痛效果不佳的风险。②不理解或者对该治疗有意见分歧者，可推荐进行伽玛刀放射治疗镇痛。③没有签署知情同意书者。

（三）注意事项

1.老年患者

三叉神经痛多见于老年人，其机体退变与血管硬化、全身器官的功能及应激功能较差有关，加之对射频治疗的惧怕心理，在手术应激状态下可能发生各种并发症。因此，对于已有心血管疾病的老年人，要充分做好射频治疗前的准备工作，避免或减少严重并发症的产生。

2.合并心脑血管疾病

原发性三叉神经痛的病理生理基础就是血管变异加硬化。剧烈的疼痛更加重了动脉硬化的心脑并发症，所以三叉神经痛的患者绝大部分合并心脑血管的疾病。要做好患者围术期的监测工作，术前应详细了解病情，针对不同病种酌情处理，术前应了解患者的心功能状态、长期用药、有否用抗凝剂或安装心脏起搏器等。术中安排专人密切进行心电监护，如果出现室性二联律或三联律、频发性室性早搏、多源性室性早搏、R-on-T现象、完全性房室传导阻滞等，应立即停止手术。术中如出现室上性心动过速、心房颤动、心房扑动，应立即用药处理。准备好静脉快速降压药，一旦血压升高需立即给药，血压控制在170/95 mmHg以下。术后3天是手术应激反应期，也常发生心脑血管意外，还需严密观察，及时处理，主张继续给予疏通血管的治疗。

3.影像引导下穿刺

提高穿刺准确性是规避并发症的主要途径，目前尚没有在X射线或CT引导下射频热凝毁损术发生死亡的报道。射频的毁损灶只有5 mm，所以射频镇痛治疗三叉神经痛的关键在于穿刺针能准确地到达三叉神经节。虽然可用电刺激证明针尖位置，但首先需让针尖到达神经的附近。三叉神经位置所处的颅底解剖较复杂，存在误伤其他重要神经或血管的危险。现代医疗主张深部的穿刺均需在影像引导下进行，浅表神经穿刺可在B超引导下进行，所以三叉神经节射频治疗应在X射线或CT引导下进行，以尽量保护患者安全。针尖到达预定的正常位置后，再启动电生理监测微调针尖位置、限定毁损区域和判断毁损程度。

（四）常见并发症及其防治

医生要掌握三叉神经节射频毁损术后并发症的相关知识，做好术前、术后的防治和患者及家属的工作。

1.面部感觉减退和麻木

三叉神经节射频毁损术后必会发生不同程度的面部感觉减退和麻木。术者术前须向患者交代清楚，包括首次治疗前的诊断性阻滞体验，让患者能理解该体验为治疗后的正常反应。

2.咀嚼无力或张口受限

射频热凝毁损了有关三叉神经第3支伴行的运动纤维，一般3～6个月会恢复。医生需在术前向患者交代清楚，术后注意进食软食物和以健侧咀嚼为主，防止口腔黏膜咬伤，以及术后3个月内肌力恢复之前咀嚼肌力的锻炼。

3.角膜反射迟钝

角膜反射迟钝是三叉神经节第1支射频热凝术的常见并发症。需注意术后的角膜保护，有些术者报道了术后发生麻痹性角膜溃疡，提出三叉神经节的眼支射频是禁忌证。笔者团队学习国际先进经验，并总结了2003年以来所施行的三叉神经节第1支射频热凝镇痛病例300多例，术后至今未发生角膜溃疡病例。防治三叉神经第1支术后角膜溃疡的经验有以下两种。

（1）术后角膜溃疡的主要原因

分析术后角膜反射消失或减退后：①容易导致部分患者因内眦的轻微异感（滑车神经支配，未毁损）时自己用力搓擦而损伤角膜。②外来异物进入眼内不被察觉，当异物存留时间较长时感染。

（2）有效防治角膜溃疡的关键措施

三叉神经射频术后护理常规：①重视患者教育，告知其眼有异感是正常反应，不准自己用手擦。因这种痒感本来就是正常感觉，仅是在角膜麻木的时候突出了的感受，并不疼痛，患者理解后完全能很好地适应甚至忽略它。②不到空气污染或风尘大的环境活动，室外活动时佩戴平光眼镜，以免异物进入眼睛。③取消每天检测角膜反射的传统护理措施，术中角膜反射已消失，术后再反复检查很容易损伤角膜。④取消缝合眼睑或角膜裂隙灯检查的传统主张。因为执行了以上4项措施，笔者所在科室没有发生角膜溃疡并发症。

4.视力减退、复视

射频治疗操作中的盲穿，或穿刺方向偏内、偏深，误伤视神经引起视力减退，误伤动眼神经或滑车神经引起复视。不排除患者存在神经变异而在正常操作中引起损伤的可能性。

5.口角流涎

口角流涎是三叉神经第3支射频毁损后皮肤触觉缺失和咀嚼肌无力，口内涎液积存流出而不能察觉，与脑血管意外或面神经问题的肌肉瘫痪机制不同。应告知患者这是正常的不良反应，当神经逐渐再生长后此现象就会消失。术后带个小镜子与纸巾，或用手机功能经常照照面部，及时擦拭即可。预防方法是三叉神经节射频毁损的程度不要过深，最合适的神经毁损是镇痛但保留触觉，以预防面部全部触觉消失的不良反应。20世纪90年代以来，不少国内外疼痛科专家主张在三叉神经节射频镇痛中，注意保留面部触觉以提高患者生活质量。虽然这样的毁损程度要在术后第1～2周才能停用术前镇痛药，但镇痛效果能保持3年左右，疼痛复发后可以重复进行射频治疗。

6.术区后患异感

极少数患者的面部术前剧痛消失后，出现面部异样不适如蹭跳感、针刺感或虫咬感。这些是感觉神经损伤后的交感神经紊乱反应，即中枢敏化表现，文献报道的发生率大约为3%。严重者可口服普瑞巴林、加巴喷丁或阿米替林等调节神经镇痛药。

二、三叉神经节射频镇痛术

（一）术前准备

1.家属知情同意

治疗前需要向家属详细交代治疗方法、预期效果和可能发生的并发症等问题。履行神经毁损术知情同意书的签字手续。

2.关注患者情况

注意口腔、呼吸道、耳、眼的感染情况，以及血压、心电图、出凝血时间和水、电解质尤其是血钾等数据。

3.足够的手术时间

预先安排足够的手术时间，至少2 h，以备神经有变异时能从容处理。

4.准备射频仪器及套针

准备射频仪器及10 cm长的相应数量的射频穿刺套针，有条件的时候应常规准备双极射频电偶电极，并多准备1～2根射频套针，以备术中针尖穿透口腔黏膜时换针用。根据毁损目标神经准备针尖的非绝缘段也称为工作针尖段，凡涉及第3支时用10 mm长工作针尖，仅第2支时用2 mm长工作针尖，第1+2支时用5 mm长工作针尖。推荐弯针技术，有助于灵活调节针尖穿刺及扩大射频热凝的范围。如果是直针，可在穿刺之前将其针尖的前裸露端向直面方向稍弯5°。因为射频范围是精确但有限的，三叉神经节中的神经位置容易有变异，所以在术前需备好双极射频，一旦单极射频消融效果不理想，双极射频能弥补并提高整体效果。

5.检查急救药物与仪器

常规需要多功能生命体征监测仪、麻醉药物及加压人工呼吸供氧设施。需充分准备急救药及器械，包括静脉快速降低血压的药物，如压宁定、硝酸甘油、硝普钠等，处理心律失常的药如阿托品、利多卡因等。

6.执行核对制度

病房、治疗室、穿刺前及治疗后，均需认真执行"三核对"制度，极力避免治疗部位的错误。

7.体位

患者仰卧在C形臂X射线机检查台上，肩后垫小枕使颈后伸和下颏抬高，用宽胶布固定额头，四肢用约束带固定。

8.监测生命体征

需有专人监测患者的生命体征，包括鼻导管高流量（4 L／min）吸氧，连续监测心电图、血氧饱和度与血压。

9.无菌操作

三叉神经节射频时，针尖已进入了颅内，注意遵守消毒铺巾、医生洗手、穿无菌衣等原则。消毒范围包括患者整个面部，下至胸壁乳头连线，将射频电偶电极的连接线交台下助手连接到射频仪的接口上。

10.注意镇痛

三叉神经节射频因为穿刺针须从下颌神经中穿过，以及直接热凝神经，其间产生的疼痛非常剧烈，个别患者甚至难以忍受和完成治疗，所以必须充分镇痛。又因为现在的射频消融效果仍靠术中患者的自我体会并告知，所以推荐使用唤醒静脉麻醉。现代的静脉麻醉技术可使患者在短效麻醉药下进行穿刺和全部的热凝毁损，在无重度疼痛的方式下接受此治疗技术过程。当疼痛复发时，患者才会再次来接受射频治疗。

（二）唤醒静脉麻醉方法

1.需要一位有麻醉资质的医生

有麻醉资质的医生专门负责监测、给药、处理高血压或心律失常。治疗的医生应该集中精力进行操作而不要包揽麻醉工作。一个人做射频操作的同时又要管理患者麻醉是不安全的。在监测生命体征平稳后和高流量鼻管吸氧，保证血氧饱和度高于96%的前提下，方可应用麻醉药。

2.舒芬太尼基础镇痛

在摆放患者体位时，就开始分次少量静脉注射舒芬太尼，每次1～2μg，每次相隔5 min以上，总量为4～8μg。

3.长效局部麻醉

1%利多卡因和0.5%罗哌卡因，充分浸润皮肤和皮下组织直到颅底组织。

4.短效丙泊酚静脉麻醉

在针尖进入卵圆孔、首次射频加热等强烈刺激前，快速静脉注射丙泊酚0.8～1.2 mg／kg。一般注射单次丙泊酚后患者会在1 min内入睡，5～10 min苏醒。苏醒后可进行神经刺激或射频镇痛效果的测试。

穿刺针推进或拔出的操作可引起患者疼痛，最好能再静脉注射1次丙泊酚，以使患者不觉得疼痛。

（三）穿刺操作方法

三叉神经节阻滞的穿刺途径有侧面入路法和前侧面入路法，较多采用前侧面入路法。颅底重要孔隙较多，原则上需要C形臂X射线或CT引导下进行穿刺，尽量保证安全。

1.前侧面入路法

前侧面入路法也称为Hartel前入路法，在临床上最常用。前侧面入路法的主要标志为正视位的瞳孔及颧弓中点，颧弓中点相当于颞骨的颧结节的前方，刺入点是在冠突前方，正对第2磨牙处。

（1）确认卵圆孔

①调节C形臂：取颅底颞骨斜透视位，投照器对着颧骨下边的方向并向患侧旋转15°～25°，调节到能清楚地看见卵圆孔的图像，一般位于最后磨牙根部与下颌骨切迹的连线上。将卵圆孔调节到恰好在下颌骨上1/3交界水平处的内侧。C形臂透视下，球管向头端倾斜15°～25°，同时向健侧倾斜15°～25°，显示卵圆孔。②如果不能清楚辨认卵圆孔，则将X射线投照仪向尾侧倾斜，直至从患者的颞骨底下对向颅底，即取颅底颞骨抬高透视位，辨认卵圆孔和破裂孔、颈静脉孔的关系。再操纵投照仪将卵圆孔逐渐调节到下颌弓内侧中上1/3处，记录X射线球管角度的数值。③标记皮肤穿刺点：X射线下确认卵圆孔后，患侧唇旁对准卵圆孔开口处放置的脸上贴定位或金属标志物，大约为口角外2 cm处向下1 cm，相当于第2磨牙处。原则上卵圆孔的中央适合第2支和第3支的联合毁损治疗，但第1支的进针点主张在口角外3 cm处，即卵圆孔的外侧使电极针能斜向插到卵圆孔的内上侧部位。皮肤上用记号笔标记穿刺点。

（2）管状位穿刺

①向卵圆孔穿刺：静脉麻醉加局部麻醉后，射频针对着卵圆孔并同时与X射线投照光束中心平行推进，可连续透视下引导穿刺或间断透视下每次推进3 cm左右，不断调整修改针尖方向。原则上进针的方向要与X射线投照器平行，医生准确地让穿刺针跟着X射线投照的方向到达靶点，减少患者在穿刺中的不适感和创伤。②针尖方向：第2支和第3支联合毁损治疗时针尖到达卵圆孔中央，第1支治疗射频针到达卵圆孔的内侧，第3支毁损时射频针进入卵圆孔中央或稍外侧。③到达卵圆孔外口：射频针直接进入卵圆孔时，会有一种从疏松皮下组织进入致密结缔组织和针尖似乎被致密组织吸住的感觉，清醒患者会诉疼痛或出现肢体疼痛反应。进行射频电刺激运动测试时，应询问患者口腔是否有针，或术者伸手进入患者口内检查口颊内，发现有针杆或口角内血迹，应拔出针，再更换一根新的射频针。④进入卵圆孔：将X射线球管转为侧位，从侧位X射线片上能辨认岩骨和斜坡影像，术者在心电图监测下小心将针尖缓慢推进0.6～1.0 cm，直至接近岩骨突与斜坡线侧面看射频针接近相交点下2 mm。⑤注意迷走反应：针尖一旦进入卵圆孔，再往前推进要非常小心，患者会非常疼痛，常常突然发生

心动过缓。如果患者清醒，应静脉注射麻醉药，心率小于每分钟70次时，应静脉注射阿托品0.5 mg。⑥针尖深度：侧位透视下以斜坡线为参照物，斜坡线是指颅中窝的斜坡骨左右侧缘重叠线。调节斜坡线标准位置的判断参考物为3个左右侧骨影的重叠：双侧颅底线、双耳郭、第1颈椎板。需注意人体结构常有变异，包括上述各骨的形态或位置，所以它是一个重要参考线，但不必强求。

毁损第3分支时针尖进入斜坡和岩突骨线的连接线下3 mm，毁损第2分支时针尖恰好位于斜坡线上，毁损第1分支时是斜坡和岩突骨线的连接线上3 mm，但不能超过该线5 mm。一般针尖在蝶鞍底下方5～10 mm处进入神经节，最终的位置和定向因不同的靶分支而异。

把针芯拔出时可看到脑脊液缓慢滴出，表示已经穿过梅克尔憩室里的硬脊膜，这种现象是正常的，有些学者认为脑脊液可让热凝毁损更均匀。X射线透视下针尖到位后，进行电刺激测试。

3. CT定位引导穿刺法

（1）体位

患者仰卧于CT床上，头后仰，监测生命体征，进行静脉镇痛操作。肩下垫枕，胶带固定额部，患侧唇旁的脸上贴定位或金属标志物。

（2）CT定位

CT扫描颅脑矢状位后，取冠状位扫描框的角度是鞍区下至第3上牙，层厚为鞍区下2 mm至斜坡，CT球管倾斜角度后行薄层扫描。在眦齿扫描层面中选择颅底卵圆孔最清楚的层面，在冠状位片上注意辨别卵圆孔，卵圆孔在颅底骨上稍靠内，约8 mm宽，内方是扁方形的斜坡骨。CT扫描定位患侧卵圆孔口后，取与卵圆孔中点连线垂直于卵圆孔的点为皮肤进针点（多在口角外约2.5 cm）。

微调节的原则：第2支痛的射频消融时皮肤进针点与卵圆孔径的中点连线垂直于卵圆孔，第1支痛的进针点稍向孔的外下方，使针尖能向着及靠近斜坡骨前进，第3支痛的进针点是在孔口稍内上方，针尖对着孔内口的外下方穿刺。测量该层面上卵圆孔与垂直相对应脸面上金属标志物的距离为穿刺深度，在面部该金属标志物上用笔做标记。

（3）穿刺

皮肤局部麻醉后，射频套针与切层面平行穿刺，前进约3 cm深时再扫描一次。皮肤及皮下局部麻醉后穿刺针向卵圆孔方向前进约3 cm并固定针杆，行间隙

CT扫描，根据CT影像上显示的针尖位置与卵圆孔的偏差调整进针方向，引导调节针尖分次向卵圆孔前进，至卵圆孔外口时会出现下颌神经异感。

临床实践显示，阻滞的范围大小和刺入卵圆孔内的深度具有直接关系，如需阻滞三叉神经第2、第3支，深入0.3 cm即可，若进入卵圆孔内0.5 cm，阻滞范围可扩大到第1支。刺入卵圆孔的动作不可以过猛、过深，一般认为不应超过1.0～1.2 cm。刺入卵圆孔过深有损伤血管，形成颅内血肿的危险。在穿刺针进入卵圆孔后应随时回吸，若有血液，可将穿刺针轻轻推入0.2 cm或退出少许，直到回吸无血为止。

（四）射频热凝操作

1.电刺激

当射频套针进入卵圆孔后的预定位置时，让患者从丙泊酚麻醉中清醒，进行有关的电刺激。

（1）异感

50 Hz、低于0.5 V的刺激，能产生明显的三叉神经分布区酸麻感觉。如果进行三叉神经第1分支或第2分支毁损，最好能确认将被毁损的神经分支在2 Hz、0.4～1.0 V电刺激下没有产生咀嚼肌收缩。

（2）运动反应

第3分支是混合神经，毁损时理想的针尖位置是2 Hz、0.3 V左右的电流引起下颌感觉刺激和咀嚼肌运动收缩，此支毁损后将不可避免地发生不同程度的咀嚼无力。

（3）调节针尖位置

当0.5 V以上没有诱发出有关神经刺激的疼痛或运动反应时，应根据影像学上显示，将针尖稍向后退或向上进1～2 mm。

（4）电测试无反应

首先应将针尖后退1 mm测试，退3 mm都无反应者往前进2～3 mm再测试。如果行第2支毁损但仅有或合并有第3支反应，应将针向前稍推进，如仅出现第1支反应则应稍往后退。均无阳性结果者，需要重新按照进针前X射线的参数调节投照球管为前后斜位，清楚地看到卵圆孔三叉神经根据穿刺针在孔中的位置和本次毁损目标的三叉神经分支关系，即三叉神经第1、2、3分支的正常排列分别是孔的内侧、中间和外侧。也可退针重新评估穿刺角度，重新穿刺。某公司专门设计了一种半月神经节射频的套针，套管穿刺到达斜坡和岩突连接线下2 mm后，经套管针插入可上下调节深浅度的有弹性弯头的射频电偶电极，医生可操纵其向套针外侧各方向探测，避免了重新穿刺的麻烦。

2.射频加温消融电刺激

一旦患者出现明显的沿着靶神经分支神经区域的酸麻感或异感，则可在此位置进行第1次毁损。加温前再静脉注射1次丙泊酚，使患者意识短暂消失。

（1）热凝温度选择

一般主张以65 ℃开始热凝，因为使用太高的射频温度会产生明显的手术并发症。如果患者有潜在的多发硬化病，第一次毁损的温度要小于60℃。

（2）第1支消融

每次稍微提高热凝的温度，以增加神经毁损的程度，额部的感觉明显减退而未消失，角膜反射仅为非常轻微的减退即可。一般到达67 ℃和70 ℃后可各持续60 s，超过72 ℃以后每次加温热凝30 s后均让患者清醒，用小棉片检查角膜反射，争取在确认额部皮肤麻木的前提下，使角膜还保留部分感觉功能。

（3）第2、3支消融

根据患者对脸部感觉保留的要求调节热凝温度，可加热至72～80 ℃，当到达目标温度后维持平台温度2～4 min。如果部分位置的感觉麻木，仍不理想，可在加温热凝期间缓慢转动针尖，遇到明显疼痛时停下继续加温。

3.脉冲射频

针尖到位并测试定位后，应用4～8 Hz，20～30 ms，调节电流至针尖温度为42 ℃或者45 ℃，加温时间为4～10 min。脉冲射频时患者完全无痛苦，但临床发现仅对半年内的新发三叉神经痛有效，对顽固剧烈的三叉神经痛患者主张高温消融以保证镇痛。

（五）注意事项

1.首先需辨认卵圆孔

辨认卵圆孔是三叉神经节射频治疗的重要一步，不正确辨认卵圆孔可能导致穿刺失败，而且是重要并发症的主要原因，如果穿刺针太向上方，可能会把电极针穿刺到眶下裂，位置太靠后、靠内可能进入破裂孔，过后、过下则可能进入颈静脉孔或颈动脉管。笔者总结了X射线下辨认卵圆孔的规律，即在颅底X射线片上和术中调节X射线患侧斜位时，90％以上的卵圆孔位于上颌骨第2磨牙与双侧颧弓（上颌骨切迹）的连线上，岩骨的内上方、外下方有圆的小棘孔。在明确卵圆孔位置后，保持穿刺针始终与X射线投照仪中点的方向直接对着卵圆孔进针，可减少盲探进针引起的误穿并发症。

2.终止操作

针孔大量出血说明穿刺到了大血管，要终止操作和及时处理。如果电刺激时有眼球转动异常或面部抽搐，就不能加温热凝，否则可能会破坏海绵窦或其他脑神经。

3.避免温度过高

温度过高容易导致传入神经性痛，即新的紊乱性神经痛。三叉神经射频镇痛的最佳境界是疼痛得到很好解除的同时，能保留充分的舌部、颊和面部的触觉，咀嚼肌力，角膜反射。

（六）术后处理

1.术后留院观察

本地患者可1天后出院，有特殊情况再回院。外地患者应观察7天，以及时发现与处理颅内其他神经损伤或颅内感染反应。

2.渐停术前镇痛药

保留面部触觉者，80％以上在治疗后原面部疼痛未完全消失，疼痛程度降低，30％以上疼痛会随神经的变性而逐渐消失。原使用的卡马西平等镇痛药应继续服用，在完全不痛的前提下，在2周内逐渐减量停药。

3.三叉神经第1支射频毁损后禁止刺激角膜

伴有角膜反射消失者，术后禁止再行角膜反射检查。应告知患者出行需戴平光眼镜，防异物进入眼睛引起角膜感染。少数患者有患眼内侧干燥异感症状，这是滑车上神经感觉，是正常反应，禁止用手擦拭。

4.术后可能疼痛复发

术前应告知患者，术后极可能数年后神经会修复而出现疼痛，可行第2次射频毁损镇痛，操作与首次热凝治疗同样有效和安全。

（七）并发症及其防治

1.面部感觉障碍

90%以上的患者术后能达到高水平的疼痛缓解，但伴有皮肤感觉减退。少部分患者有皮肤麻木区持续的酸麻感或虫咬感，这是神经破坏后的交感神经紊乱症状，应用抗抑郁药可缓解症状。有的患者在治疗结束后第1～2周患区有蹿跳感，有的可持续很长时间；大多数患者治疗后可有不同程度的面部感觉障碍。治疗后大约93.1%的患者面部有不同程度的麻木感。在治疗前，应耐心向患者及家属说明治疗的目的、方法和可能产生的不良反应。

2.头晕、恶心、呕吐反应

注意鉴别这些反应是术中静脉麻醉药反应、术中头过后仰引起的颈椎病发作，还是手术的应激性血管收缩导致短暂脑缺血反应。给予相应处理后，数小时后反应可消失。

3.术后头痛

静脉给予20%甘露醇125～250 mL，加地塞米松5～10 mg，2～4 d，减轻穿刺或热凝所波及的颅内其他神经的水肿反应。

4.咀嚼困难

这是三叉神经运动根受侵犯引起的。患者表现为同侧咀嚼无力，牙齿咬合不紧，有些患者易发生颞下颌关节脱位，有些患者可出现张口困难。经数日或数月后可恢复，术后避免硬食。

5.颅内出血

三叉神经节内侧邻近海绵窦和颈内动脉，穿刺不慎或进入卵圆孔过深易损伤并出血，严重者可形成颅内血肿，术后应及时处理。

6.脑神经损害

第Ⅲ、Ⅳ、Ⅵ对脑神经受累时，可出现上睑下垂、复视及瞳孔散大等。不排除患者有神经变异的可能性，但多发生在盲穿方法中穿刺针进入过深、过内侧的情况下。

7.颅内感染

严格无菌操作可防止颅内继发感染。特别需要注意防止穿刺针穿破颊黏膜，将细菌带入颅内，当针尖到达卵圆孔口时，应检查针尖有否穿过口颊，发现口角血迹应拔出更换新的射频针。

8.带状疱疹

带状疱疹可在手术后数日出现在患区，其机制尚不清楚。局部可涂甲紫或可的松软膏，数日即可愈合。

9.角膜溃疡

以往有人提出三叉神经节热凝术的一个较为严重的并发症是角膜反射消失，可引起麻痹性角膜炎或溃疡，最终导致失明。但多年来的临床实践证明，发生角膜反射丧失者，只要外出时佩戴眼镜，避免异物进入眼内，即可避免感染。因滑车神经的感觉有时会有眼角轻度异感，应告知患者这是正常反应，不用手擦拭眼睛则可避免。

10.术后失明或重影

术后失明或重影多是操作不慎，针尖进入卵圆孔过深或过内侧，或射频能量过大，或患者的神经有较大变异，致射频损伤了邻近的视神经或动眼神经所致。

（八）术后护理

（1）严密观察患者术后生命体征，对血压高者，持续监测血压至病情稳定。

（2）嘱患者术后尽量卧床休息，无特殊反应者可进温凉流质饮食和软饮食。

（3）术后部分患者可能出现轻微头痛、头晕、恶心、呕吐等症状，为术中麻醉药反应，可给予穴位电刺激治疗。对严重者，报告医生并给予药物处理，警惕颅内其他不良反应。

（4）术后密切观察神志、瞳孔、生命体征的变化，有无颅内其他神经损伤的症状，如上睑下垂、复视及瞳孔散大、面瘫或头痛、呕吐、发热等颅内症状。要密切观察并及时报告医生，按医嘱予抗感染、脱水药物对症治疗。

（5）治疗后有无面颊部血肿，局部可用冷敷。发现异常肿胀或进行性肿胀时报告并及时配合医生处理。

（6）每天记录患者疼痛评分的变化。镇痛而保持触觉者在术后2周内患区仍有部分疼痛，该现象是神经逐渐变性坏死的过程，保持术前镇痛药至无痛可予停药。应向患者及家属做好解释工作，消除其不必要的思想顾虑。

（7）之所以会发生面部感觉减退，是因为神经传导阻断会出现面部麻木。向患者解释麻木的原因，告知患者这属于神经毁损的正常现象，注意保护面部皮肤，防止冷、热刺激。

（8）咀嚼无力，表现为手术一侧咀嚼无力，牙齿咬合不紧。可指导患者使用健侧咀嚼，练习咀嚼动作，并告知患者数日或数月后会逐渐好转，减轻不良情绪。指导患者每天睡前醒后坚持做30～50次张口鼓腮锻炼，每天3～4次。指导患者使用温水洗脸，按医嘱给予患者生理盐水漱口，餐前、餐后漱口以保持口腔清洁。清淡饮食，勿食辛辣、刺激、过硬、过烫食物，健侧进食。

（9）患者眼部出现不适时，要嘱患者这是正常反应，禁止揉搓眼睛。

（九）出院指导

（1）进行防治动脉硬化的健康教育。告诉患者及家属保持良好心情的重要性，应保持情绪稳定，心胸开阔、情志舒畅，避免紧张、激动和不良情绪刺激，忌冲动、生气，避免猛烈咀嚼和大声说话。适当进行体育锻炼，积极配合医生的治疗。

（2）告知患者避免面部寒冷或热刺激，饮食宜进温软；绝对禁酒，保持大便通畅。告知患者正确的洗漱方法，用温盐水漱口，保持口腔清洁，以防口腔感染。

（3）指导患者在日常生活中，对面部麻木、无力等并发症的防治方法。

（4）嘱患者出院后1周、1个月、3个月和半年后定期到门诊复查，疼痛加剧时应随时就诊。

第三节 三叉神经外周支射频治疗

一、上颌神经痛射频镇痛治疗

（一）有关解剖

上颌神经由三叉神经节发出，神经纤维从前部的圆孔出颅入翼腭窝，在翼腭窝内发出数支神经分支，有翼腭神经、颧神经、眶下神经和上牙槽神经后支。与颜面部疼痛相关的上颌神经分支有下睑支（分布于下睑的皮肤及黏膜）、鼻外支（分布于鼻外侧皮肤）、鼻支（分布于前庭皮肤）、上唇支（分布于上唇及附近颊部皮肤和黏膜），上颌神经最大的终支为眶下神经。

1.翼腭神经

翼腭神经又称神经节支，上颌神经在翼腭窝内发出2～3支神经分支，自上颌神经干下降至翼腭神经节，直接加入神经节的眶支、鼻支和腭支。

2.颧神经

颧神经从翼腭窝内分出，经眶下裂入眶，沿眶内侧壁向前又分两支：颧面支分布于颊部皮肤；颧颞支沿眶外壁向上行，入颧眶孔进颞窝，在颧弓上2.5 cm处穿出至皮下，分布于颞区前部皮肤。眶下神经经眶下裂入眼眶，出眶下孔而分布于一侧的下眼睑、鼻、上唇和颊部。

3.上牙槽神经后支

在翼腭窝发出2～3支分支，循上颌骨的颞下面到牙槽孔，入牙槽管，分布于上颌窦、后磨牙及其颊侧的牙龈。上颌神经在眶下沟及管内的分支还有上牙槽神经中支和上牙槽神经前支。穿刺圆孔非常困难，而且易发生严重并发症，故上颌神经阻滞通常在翼腭窝处进针。

4.翼腭窝

翼腭窝位于颅底下面，眼眶之后，颞下窝的内侧。内有上颌神经、翼腭神经节、上颌动脉、上颌静脉及填充的脂肪组织。此窝是一个宽为0.3～0.4 cm、深约为1 cm的裂隙，呈漏斗状，尖端朝下。

（1）其前壁由上颌骨后面的内缘与腭骨眶突构成，经此处的眶下裂向前通眼眶。

（2）后壁为蝶骨翼突及大翼，上端有圆孔向后通颅腔，另有翼管通破裂孔。

（3）内壁是腭骨垂直板，借上面的蝶腭孔向内通鼻腔。

（4）外侧为空隙，即翼上颌裂，经此处向外与颞下窝相通。

（5）顶盖是蝶骨体和大翼根部。

（6）翼腭窝的下端则缩窄成翼腭管，向下经腭大孔和腭小孔通口腔。

上颌神经位于翼腭窝的上部深处，翼腭神经节在神经干下方约2 mm处。翼上颌裂，又称镰状裂，为翼腭窝外侧的开口，上宽下窄，长约1.5 cm，最宽处约0.5 cm。此裂距离颧弓的颧颞缝（相当于颧弓中点）下缘约为4 cm。腭大孔位于硬腭后部，上颌骨牙槽突与腭骨之间，在最后一个磨牙的内侧，即生有第3磨牙者在该齿内侧，否则在第2磨牙内侧。该孔距硬腭的后缘约为0.5 cm，距腭正中缝和上磨牙牙槽缘大约相等。由腭大孔经翼腭管至圆孔的距离约3 cm，翼腭管的长度多在0.8～2.0 cm。最窄处横径仅为1.5～3.0 mm，其轴向几乎在矢状面上，与上磨牙咬颌面（管轴向后上方）成角约为135°。

（二）适应证

（1）三叉神经第2支支配区的癫痫样痛患者用毁损性射频镇痛。

（2）持续样痛患者适合脉冲射频调控镇痛。

（三）操作方法

1.侧路穿刺法

该方法为盲探法，多用于诊断性阻滞。

（1）体位

患者取仰卧位，头转向健侧。

（2）进针点

在颧弓下缘中点的下颌切迹处，约为眼眶外缘与外耳道连线的中点下方。

（3）穿刺

以10 cm长的射频穿刺针自该点垂直刺入，深为4 cm左右即可触及蝶骨翼突外侧板的骨面，记录进针的深度，然后退针2 cm，稍改变方向向前上方重新刺入，直至针尖滑过翼突外侧板前缘。

（4）电刺激

拔出针芯，接射频电极，启动射频感觉神经电刺激，电压为1 V，小心调节针尖方向继续深入0.5 cm即进入翼腭窝内。当出现上牙、上唇或鼻旁异感时，将电压逐渐降低，调节针尖方向至0.5 V以下；当还有异感时，提示靠近神经。拔出电极回抽无回血。

（5）注意

切忌过深，以免刺入鼻腔或眶下裂。

2.前侧路穿刺法

主张CT引导下穿刺。

（1）体位。患者取平卧头后仰，监测生命体征和静脉镇痛。

（2）扫描。CT扫描颅脑矢状位后，取冠状位扫描框的角度是鞍区下至第3、4上牙，层厚为鞍区下至斜坡，CT球管倾斜角度后行薄层扫描。在冠状位片上注意辨别眶上裂、圆孔及卵圆孔。其排列是眶上裂最内上方较宽长至颅内，卵圆孔最下方的颅底骨上稍靠外较大，圆孔在两者之间较小且孔口有一微型骨突起。主要是圆孔与眶上裂的辨别，因为两者较靠近并且误入眶上裂会影响动眼神经致重影。

（3）皮肤定位患侧圆孔外口后，进针点取眼眶外缘垂线与颧骨下缘1 cm相交叉点。

（4）穿刺皮肤及皮下局部麻醉后，穿刺针向颧弓下缘中点的方向前进约3 cm，间歇CT扫描引导下调节针尖分次向圆孔前进，至圆孔外口时会出现下颌神经异感。

3. CT引导下圆孔穿刺

（1）圆孔的解剖

眶上裂、圆孔与卵圆孔同在蝶骨大翼上，分别为三叉神经第1、2、3支的出颅孔洞，其中圆孔为一直径为2～4 mm的骨性管道，管道长为3～7 mm。圆孔外口位于翼腭窝，内口位于颅中窝，紧贴蝶窦边缘，少数患者以骨性廊桥形式穿行于蝶窦中。从圆孔内口至外口，圆孔管走行方向多为内后下方指向前外上方。从这一解剖特点看，穿刺针要想进入圆孔管内，最好顺着圆孔管方向进行，即侧入路时因穿刺方向与圆孔管的走行方向几乎垂直，穿刺针只能到达翼腭窝内的圆孔外口，不可能进入圆孔管内。只有采用前入路（经眶入路）或侧前入路（经颧弓下入路），才能进入圆孔内进行射频。

（2）穿刺体位

患者仰卧于CT台上，肩后垫薄枕，头部自然平放并稍后仰，可给予安放吸氧鼻导管，患侧面颊部放置CT定位栅后，用宽胶带绕下颌尖将头部固定在CT台头架上。

（3）CT定位

先对患者头部进行定位像CT扫描，再以鼻旁窦模式对患者圆孔区给予半冠状位CT扫描：将扫描框下缘平行重叠于外耳孔与下颌第2前磨牙牙冠连线，扫描框上缘达颧弓上缘，以层厚为2～3 mm对翼颚窝进行半冠状位扫描，回放所得图像。

选取包含颧弓下缘及圆孔的CT图像作为穿刺路径设计层面：将患侧圆孔管中点设定为穿刺靶点，由该点紧贴上颌窦外侧壁向外拉直线到面部皮肤，将此处标记为皮肤穿刺点。若皮肤穿刺点与靶点连线上无圆孔外口的蝶骨阻挡，在CT分次扫描引导下让穿刺针进入圆孔。可用CT自带测量软件工具尺测量穿刺深度（穿刺点至穿刺靶点的长度）和穿刺角度（皮肤穿刺点—穿刺靶点连线与矢状面的夹角），然后直接用普通直射频针穿刺到位即可。

（4）弯针穿刺技术

当圆孔管走行方向与前侧入路方向不一致，圆孔开口偏向矢状面时，穿刺路径上会有圆孔外口蝶骨阻挡，直射频针无法进入圆孔内的穿刺靶点。此时可由圆孔外口沿上颌窦外壁向皮肤穿刺点拉一直线，测量该直线与圆孔外口—穿刺靶点连线夹角α，则α角为直射频针改为弯针所需塑型弯折的度数，穿刺角度和深度的测量则以圆孔外口—皮肤穿刺点连线为准。

经皮颧弓下入路圆孔穿刺三叉神经第2支射频时，有30.2%的患者因蝶骨大翼阻挡而使直射频针难以穿刺进入圆孔内的穿刺靶点。将射频穿刺针折弯可实现对直射频针的个体化塑型，从而帮助射频针尖能越过圆孔外口的蝶骨阻挡，进入圆孔内与三叉神经第2支紧密接触，达到理想的射频治疗效果。

随后在CT引导下按设计的穿刺路径穿刺，进入皮肤后弧度向下穿刺，使针尖避开上颌窦外壁，针尖抵达圆孔外口时，逆时针旋转针身180°，使弯针针尖弧度转向前上方，再推进针身使针尖越过圆孔外口蝶骨阻挡，随后再将弧度转向后下，送入圆孔内的穿刺靶点。

二、下颌神经痛射频镇痛治疗

（一）有关解剖

下颌神经是三叉神经中最大的一条分支，由三叉神经节的较大的次级分支和一个细长的运动神经纤维融合而成。神经纤维束自卵圆孔出颅腔入颞下窝，发出分支到硬脑膜、翼内肌、鼓膜张肌和腭帆张肌。下颌神经干位于翼外肌和腭帆张肌之间，前侧邻近翼内肌后缘，后侧靠近脑膜中动脉，内侧与耳神经节相连，进一步分为以下几个分支。

1.脑膜支

脑膜支又称棘孔神经或返支，由下颌神经干发出，经棘孔穿入颅内，分布于硬脑膜和乳突小房黏膜。

2.翼内肌神经

翼内肌神经主要是运动纤维，由下颌神经干内侧发出，分布于翼内肌。下颌神经前主干包括支配咀嚼肌功能的颞肌、咬肌和翼外肌神经的运动纤维与含有感觉纤维的颊神经，因此临床多见颊神经痛。

3.颊神经

颊神经为感觉神经，由下颌神经前主干发出，走向前下外侧，穿颞肌鞘下部入颊肌，分布于口角、颊部皮肤和颊黏膜，以及第1磨牙附近的颊侧牙龈。颊神经的运动神经纤维来自面神经。

4.咬肌神经

咬肌神经常与颞深神经后支共干，当颞深神经分出后，咬肌神经行向外侧，经翼外肌上缘与咬肌动脉并行，在下颌关节与颞肌之间跨过下颌切迹，与咬肌动、静脉一起分布于咬肌，并发出细支至下颌关节。咬肌神经损伤也可表现为下颌关节疼痛。

5.下颌神经后主干

下颌神经后主干主要是感觉神经纤维，包括属于感觉的舌神经、耳颞神经和只含一小束运动纤维的下牙槽神经。舌神经走行于下颌最后磨牙的稍后侧、下牙槽神经的前内侧，仅被口腔黏膜覆盖，术者可以用示指伸进口内压迫下颌骨内侧面触及该神经。

（1）舌神经

舌神经经翼外肌和翼内肌之间下降，呈弓形向前弯入口腔底部，经下颌下腺深面上方和舌骨舌肌的外面延伸至舌尖，终支分布于舌黏膜深层，支配舌体的前2/3黏膜感觉。在沿着下颌骨的内侧面下行时与面神经的鼓索神经分支相交通。

（2）鼓索神经

鼓索神经内有传入和传出神经纤维，传入纤维为味觉传导纤维，传出纤维为分布于下颌下腺、舌下腺的副交感纤维。

（3）下牙槽神经

下牙槽神经为下颌神经后主干最大的一支，在下颌骨的内侧面进入下颌管。在第2前磨牙下方出颏孔前分为两支：一支为颏神经出颏孔；另一支仍在下颌管中前行，称为切牙支，形成下牙丛和较小的下唇支，支配下唇部的感觉。

6.颏神经

颏神经经颏管于颏孔穿出，末梢分布于下唇及相应的口角至中线的牙龈。

7.耳颞神经

耳颞神经起自下颌神经的后主干，由下颌神经出卵圆孔后分出，在颞下窝内向下斜越过下颌关节突颈部的后内侧，走行于翼外肌和腭帆张肌之间，再经蝶下颌韧带与颞下颌关节之间入腮腺上部，上行过颧弓根部分为耳支和颞支，并与颞浅动脉伴行。耳颞神经分布于颞区和头皮的外侧皮肤，走行中也发出小分支到外耳道、鼓膜、耳屏、耳郭上部、颞下颌关节、腮腺及顶部的皮肤。此外，还有分支支配汗腺分泌、小血管运动和腮腺分泌功能。

（二）适应证

第一，三叉神经第3支痛，特别是痛区较广泛，或颏神经及下牙槽神经阻滞有短时间镇痛效果者。

第二，三叉神经第3支分布区的癌痛、带状疱疹后遗神经痛。

（三）穿刺方法

在颅底卵圆孔口施行下颌神经射频镇痛，可使该神经司理的局部感觉丧失。但卵圆孔的后外侧为棘孔，硬脑膜中动脉即经此孔进入颅腔。其内侧有咽鼓管及破裂孔，后者乃是颈内动脉进颅腔的通道。强烈推荐X射线引导下穿刺，较准确及安全。

1.侧路穿刺法

该方法多为21世纪早期使用，依靠医生的手感与临床经验的盲穿法，现在仅在诊断性阻滞时使用。该穿刺法的重要标志为下颌切迹，此切迹之后方为下颌骨髁突，前方为下颌骨冠突，穿刺点是在冠突后方，当半张开口时髁突大约向下移位1 cm，此位置有时可使穿刺易于成功。

（1）体位

患者取仰卧，面转向健侧。术者位于患者的头部方向，或立于患侧。先确认颧弓中点及下颌切迹的位置。

（2）先遇骨板

以22号长为10 cm的射频穿刺套针并稍弯曲针尖，在颧弓中点下方1.0～1.5 cm处做一局部麻醉药皮丘（相当于耳垂与鼻翼下缘的连线上，大约在耳垂前方3 cm处），并浸润较深部组织。皮丘要比下颌切迹上缘略低。从穿刺点垂直方向刺入皮肤，并徐徐推进约4 cm，即可触及翼突外侧板根部的骨面，此深度相当于由穿刺点至卵圆孔的距离，记住进针深度标记。

（3）调整针尖

退针尖至皮下，使针尖向后（向耳侧）15°～20°并略微向上重新刺入同样的深度。针尖的穿刺方向按前后（冠状）平面，要正对颧弓中点（使针蒂、穿刺点与颧弓中点处于同一冠状平面内），按上下面来说，针头要微向上偏斜，与颅底平面呈15°～30°角。针尖越过下颌切迹后，照上述方向再推进约3 cm，则可触及颅底卵圆孔附近。针头微向上斜，以便紧靠下颌切迹上缘刺入颅底下方的软组织内。拔出针芯，接射频电偶电极，启动射频运动神经电刺1.5 V，小心调节针尖方向，继续深入5 cm即进入翼腭窝内。当下牙、下唇或下颌运动或有异感时，将电压逐渐降低，调节针尖方向至0.5 V以下还有异感时，提示靠近了神经。拔出电极回抽应无回血。

（4）注意

部分患者因穿刺针触到或刺到下颌神经，而述下唇和舌内有闪电样急痛，或述针尖深处急痛，有时针尖触及下颌神经的耳颞神经而诉耳痛。可将针再慢慢推入卵圆孔。若针被骨质挡住不能前进，则需轻轻改变针尖的位置寻找卵圆孔。用针尖寻找卵圆孔时，不应使针与颅底平面平行，以免针尖进入咽腔内。自皮肤穿刺点到咽腔深约5 cm。找到卵圆孔后，慢慢将针再推入约0.2 cm，则针头可能已刺入三叉神经节。

2.前侧路穿刺法

穿刺方法同三叉神经节射频消融法，但针尖不进入卵圆孔内，仅在孔径以外的位置加温消融。

（1）X射线引导下穿刺

X射线向患侧及足侧旋转15°～25°，看到卵圆孔并将其调到上颌骨旁上1/3处。使用22号长为10 cm的射频穿刺套针并稍弯曲针尖，在间歇透视下分次推进穿刺针正对左卵圆孔前进。患者有异感时停止进针，拔出针芯回抽无血后插入电偶电极。启动2 Hz、1 V的运动神经电刺激，观察患者，有下颌运动明显者，降低电压至0.3 V并小心前进，可转动针尖，寻找运动最明显处为靠近下颌神经点。

（2）CT引导下穿刺

取CT扫描颅脑矢状位后，取冠状位扫描框的角度是鞍区下至第3上牙，层厚为鞍区下2 mm至斜坡，CT球管倾斜角度后行薄层扫描。在眦齿扫描层面中选择颅底卵圆孔最清楚的层面，在冠状位片上注意辨别卵圆孔，卵圆孔在颅底骨上稍靠内约8 mm宽，内方是扁方形的斜坡骨。定位卵圆孔外口垂直至皮肤的进针点，局部麻醉后穿刺针向卵圆孔口前进3 cm。在分次间歇CT扫描引导时，调节针尖分次推进至圆孔外口时会出现触电感。

（四）射频镇痛操作

1.神经电刺激

穿刺成功后接射频机，施行运动神经电刺激，0.5 V以上没有出现下颌搐动时，小心转动针尖方向，至出现最明显异感位置。0.5 V（或0.5 mA）以下的感觉刺激即可引出强烈的下颌支异感。

2.射频热凝

静脉麻醉后，启动射频热凝65 ℃、70 ℃、75 ℃、80 ℃各30 s，然后启动85 ℃、120 s，再启动120 s重复热凝并缓慢转动针尖360°，仔细观察患者，当出现表情或肢体微动时，停留该针尖方向完成热凝。用逐渐升温方法，使神经变性毁损较完全，若直接使用90 ℃、180 s，容易发生局部焦痂而神经变性不完全的现象。

3.双极射频

患者清醒后测试皮肤麻木情况，如果原痛区已麻木则达到目的。发现神经毁损不完全时，宜再穿刺一根射频针进行双极射频，加大毁损体积。

（五）并发症

三叉神经颅外段射频治疗时，已将治疗靶点从颅内的三叉神经节转移到颅外的三叉神经出颅孔洞，理论上操作简单，可避免颅内手术后或有病变者的穿刺损伤风险，但仍可能有以下并发症。

1.麻木

下颌神经分布区麻木，或异样不适感觉，是触觉神经纤维损伤后的表现，患者多能理解为治疗反应，但须术前向患者交代清楚。

2.咀嚼无力或张口受限

该并发症是射频热凝影响了伴行的三叉神经运动纤维的功能，数月后可以自行恢复。

3.新神经病理性疼痛

外周支毁损后发生紊乱性神经病理痛的可能性稍高，即术后原闪电痛消失，但出现新的跳动感、蚁咬感、灼热感。患者常描述疼痛即将发作，但就是发作不出来。这可能与运动神经损伤有关，严重者可用阿米替林镇痛。

4.面部血肿

穿刺路径上的出血可引起面部血肿，即刻按压止血，随后进行序贯冷、热敷，则数日内消退。

三、眶上神经痛射频治疗

（一）有关解剖

眶上神经由额神经发出，前行于上睑提肌和眶上壁之间，经眶上切迹或眶上孔穿出，并发出分支支配眼睑、前额和头皮的前部，末梢可延伸至颅顶部。

（二）适应证与禁忌证

眶上神经射频治疗适用于三叉神经第1支的额顶痛者，也可用于前额部带状疱疹后遗神经痛。禁忌证为发热者、局部感染灶者、不合作者（包括精神障碍患者）等。

（三）操作方法

（1）采用徒手穿刺法。定位：患者取仰卧位，在眶上眉弓处，眼眶上缘中、内1/3交界或离正中线2.5～3.0 cm处摸到切迹，或用棉签触压眶缘找到放射性痛点的位置作为进针点。穿刺：皮肤消毒及局部麻醉后，采用5 cm长、裸露针尖2 mm的短射频针，自切迹或压痛点垂直刺入皮肤并直达骨面。如果有探测皮下2 cm深度的超高频的超声波探头，超声引导下可看到皮下的眶下孔而准确进针。电刺激：若无触电样感，则插入射频电偶电极，启动射频感觉神经电刺激1 V，小心调节针尖方向寻找异感。当出现额头异感时，将电压逐渐降低并调节针尖方向至0.5 V以下，还有异感时提示靠近神经。针尖进入眶上孔3 mm，拔出电极回抽无血时，注射2%利多卡因0.5 mL。

（2）CT引导下眶上孔穿刺。

（3）射频消融。接射频电极，启动射频热凝65 ℃、70 ℃、75 ℃各30 s，然后启动80 ℃、120 s。拔出穿刺针，压迫穿刺点2～3 min。

（四）并发症

常有上眼睑水肿及局部血肿，偶可引起上眼睑下垂，会很快恢复。

四、眶下神经痛射频治疗

（一）有关解剖

眶下神经为上颌神经直接延续的主支和最大的终支，经眶下裂入眼眶，穿过眶下沟和眶下管出眶下孔，分布于一侧的下眼睑、鼻、上唇和颊部，也是三叉神经第2支疼痛的常见表现部位。眶下神经痛还诱发下述分支的神经痛。

1. 上牙槽神经中支

从眶下管发出后沿上颌窦的侧壁下降，加入上牙丛。此神经丛部分终止于前磨牙、牙龈及上颌窦黏膜。

2. 上牙槽神经前支

从眶下管发出后经上颌窦前壁的牙槽管下降，加入上牙丛。前部分支至尖牙、切牙、牙龈及上颌窦黏膜。因此，三叉神经痛第2支可以表现为上述神经痛。

（二）适应证与禁忌证

适应证为三叉神经第2支痛局限于眶下神经分布区者。禁忌证有发热者、局部感染灶者、不合作者（包括精神障碍患者）等。

（三）操作方法

（1）穿刺。较常用直接刺入眶下孔法，经口腔穿刺法使用较少。患者取仰卧位。局部消毒后，术者戴无菌手套，先在过瞳孔的鼻中线平行线上摸出眶下孔。或采用另一种定位方法，由眼外角到上唇中点连一线，再由眼内角外1 cm处向同侧口角连一线，两线的交叉点即为眶下孔的体表投影位置。在眶下孔标志的内下方，大约位于鼻翼旁1 cm处，以细短针头刺入皮肤，同时采用另一手的示指压住眶下缘，以防针尖滑脱而伤及眼球。然后使针尖向上、后、外方倾斜，直达眶下孔附近骨面，注入少量局部麻醉药，采用针尖在周围轻轻试探并寻找眶下孔。如果有探测皮下2 cm深度的超高频的超声波探头，超声引导下可看到皮下的眶下孔而准确进针。当针尖滑入骨孔时应当有落空感，患者随即出现放射痛。然后使针尖向外、上、后方呈40°～45°角沿眶下管缓慢深入8～10 mm，回吸试验无血，拔出针芯，接射频电极。

（2）CT引导下眶下孔穿刺。

（3）射频消融。接射频电极，启动射频热凝65 ℃、70 ℃、75 ℃，各30 s，然后启动80 ℃、120 s。拔出穿刺针，压迫穿刺点2～3 min。

（四）并发症

可有下眼睑水肿及局部血肿，多在数日内消退。穿刺入眶下孔过深时，可影响眼球而出现复视。

五、颏神经痛射频治疗

（一）有关解剖

颏神经管于前磨牙下方或尖牙下方的颏孔穿出，形成一个急转弯。颏孔纵深为4.58～4.78 mm，横径为3.45 mm。颏神经末梢分布于下唇及相应的口角至中线的牙龈。

（二）适应证

该治疗适用于原发性三叉神经第3支痛，特别是其主要痛区及扳机点位于下颌、下唇及其附近黏膜者。

（三）操作方法

（1）患者取仰卧位，头转向健侧。按上述标志找出颏孔的位置。皮肤消毒和局部麻醉后，由标志点的后上方，与皮肤呈45°角向前下方刺入，直达骨面，多可立即刺入颏孔并出现触电感，否则可退针少许，用针尖在附近骨面探刺，直至进入颏孔内，针尖可进入颏孔内0.5～1.0 cm，出现放射痛时固定针头，拔出针芯，回抽无血，接射频电极。如果有探测皮下2 cm深度的超高频的超声波探头，超声引导下可看到皮下的颏孔而准确进针。

（2）射频消融。接射频电极，启动射频热凝65 ℃、70 ℃、75 ℃，各30 s，然后启动80 ℃、120 s。操作完毕，拔出穿刺针，压迫穿刺点2～3 min。

（四）并发症

并发症有局部出血、形成血肿及颏神经分布区麻木。

六、耳颞神经痛射频治疗

（一）有关解剖

耳颞神经自下颌神经后主干发出，起始部为两根，包绕脑膜中动脉，至该动脉的后方合成一干，位于翼外肌与腭帆张肌之间，继经蝶下颌韧带与颞下颌关节之间，紧依髁突颈部及颞下颌关节，向外进入腮腺的上部，转向外上方，出腮腺上端，末支为颞浅神经，向上跨过颧弓根至颞部，沿颞浅动、静脉后方上升，分布于颞部皮肤。耳颞神经在转向外上处分出两条耳支至耳屏及耳郭的上部前面，分出两条外耳道支至外耳道前上部与鼓膜的前上部，分出关节支至颞下颌关节。耳颞神经在此处尚有交通支与面神经相吻合。

（二）适应证

该治疗适用于耳颞神经分布区疼痛者，也可用于耳颞神经区带状疱疹后遗神经痛患者。

（三）操作方法

（1）患者取仰卧位，头转向健侧，患侧向上，口半开使颞下颌关节与外耳道之间的间隙加大。在耳前触及颞浅动脉后，在血管后方及颧弓下方，紧贴下颌骨髁突颈部后面与颞下颌关节囊在皮肤上做一标记，消毒后从此处垂直向深处进针，深约为2 cm。回抽无血，则固定针头，拔出针芯，回抽无血，接射频电极。

（2）射频消融。接射频电极，启动射频热凝65 ℃、70 ℃、75 ℃，各30 s，然后启动80℃、120 s。拔出穿刺针，压迫穿刺点2～3 min。

（四）并发症

并发症有局部出血、形成血肿及耳颞神经分布区麻木。因耳颞神经与面神经存在交通支，刺激面神经时可能出现面肌痉挛，在刺激消除后可自愈。

七、多支神经联合射频

三叉神经痛常非只孤发于某一属支，往往有第1＋第2、第2＋第3或第1＋第2＋第3同时发作。所以在外周神经射频治疗时，除要鉴别原发性、继发性三又神经痛外，还要明确病变属支具体是某个单独分支还是多支联合。若确定为多支联合发病，可以在CT引导下行多个出颅孔洞的联合穿刺射频。同时有两个或两个以上属支发生疼痛时，还应分清疼痛责任属支的主次，疼痛剧烈者所在的属支为主要责任支，射频时应优先处理。若主要责任支射频后，从属责任支支配区也不痛了，则无须再对从属责任支进行射频损毁。当第2、第3支均有疼痛，优先对第2支进行圆孔射频治疗。如果治疗后第3支支配区也不痛了，则可保留第3支，这样不会影响患者的咀嚼肌功能，当第2支射频后发现第3支仍有疼痛发作，可再做第3支射频毁损。外周支的射频容易出现疼痛复发，因为在眶上孔、眶下孔、圆孔和卵圆孔进行射频热凝的是三叉神经颅外段的外周干支，并非针对三叉神经节内的神经元胞体进行毁损，理论上发生疼痛的三叉神经根及节细胞随时可能发生疼痛，且与射频温度和时间无关。

第四节　蝶腭神经节射频治疗

一、疾病概述

蝶腭神经痛又称Sluder综合征，是一种临床上比较少见的非典型性面神经痛，临床表现复杂且不典型，诊断比较困难。蝶腭神经痛源于蝶腭神经节的疼痛，所以有人称之为"蝶腭神经节神经痛"。

（一）有关解剖与病理生理

（1）蝶腭神经是三叉神经上颌支的分支，在上颌神经干下方约2 mm处与翼管神经一起进入蝶腭神经节，参与蝶腭神经节的构成。

（2）蝶腭神经节是人体最大的副交感神经节，位于翼腭窝内、上颌神经下方，距离鼻腔外侧壁1～9 mm，靠近蝶腭孔，位于翼管和圆孔的前方，形状扁平，大小为4.22 mm×3.66 mm，呈粉红色或灰色。蝶腭神经节作为一个复杂的神经中心，同三叉神经、面神经及交感神经系统有多处联系，其包含本体感觉、交感神经和副交感神经纤维，同时接收感觉、运动和交感及副交感神经信号等。

蝶腭神经节的大多数神经来源于上颌神经感觉纤维（含翼腭神经），来自腭、鼻、咽部的黏膜及眼眶的神经末梢。这些感觉纤维穿过神经节，不交换神经元，纤维进入上颌神经。

蝶腭神经节的运动根可能由通过岩大神经的中间神经分出，并可能包含来自髓质的交感发出纤维，其节后运动纤维汇入了三叉神经的深支，分布于鼻、软腭、扁桃体、腭垂、口底、上唇、牙床和咽上部的黏膜。

蝶腭神经节的副交感根是翼管神经，此神经从后方进入神经节，起自脑桥下部的上泌涎核的节前纤维与面神经的感觉根一起形成岩大神经，后者与岩深神经一起形成翼管神经，节内交换神经元，节后纤维加入上颌神经颧神经支，进入颧颞神经，最终加入眼神经的分支泪腺神经，为泪腺提供分泌纤维。对于腭、咽、鼻黏膜腺的分泌纤维（起源未确定），可能遵循类似通路到达蝶腭神经节，在节内交换神经元，其节后纤维经腭支和鼻支分布。翼腭神经节的交感根也加入翼管神经，节内不交换神经元，其节后纤维起自颈上交感神经节，行于颈内动脉交感丛和岩深神经中。

蝶腭神经节发出四大支，即眶支、腭神经、鼻支和咽神经。①眶支：分2～3条细支，分布于眶骨膜和眶肌，部分纤维穿过筛后孔分布至蝶窦与筛窦。②腭神经：分布于口腔顶、软腭、腭扁桃体及鼻腔黏膜，分为腭大神经、腭小神经两支。腭大神经分布至硬腭的牙龈、黏膜和腺体，与鼻睫神经的终末支有交通。另一条腭小神经，经腭骨结节的腭小孔穿出，发出分支至腭垂、腭扁桃体及软腭。③鼻支：由蝶腭孔入鼻腔，形成内侧组和外侧组。大约6条鼻外后上神经分布至上、中鼻甲后部及后筛窦内的黏膜。2～3条鼻内后上神经在蝶窦开口下方跨越鼻腔顶，分布于鼻腔顶及鼻中隔后部的黏膜；其中最大的鼻腭神经，分布在鼻中隔，在此与腭大神经相交通。④咽神经：起自翼腭神经节后部，与上颌动脉咽支一起穿过腭鞘管，分布至鼻咽腔咽鼓管以后的黏膜。

蝶腭神经节受激惹后，通过上述神经通路造成面部疼痛和血管运动反应，部分运动神经纤维与蝶腭神经节感觉干有联系，产生了如下影响：①同面神经、枕小神经和颈皮神经存在神经联系可引起面部和颈部的神经痛；②同睫状神经节和眼神经之间的联系可对眼部产生作用；③同迷走神经之间的联系会引发一系列内脏症状；④同鼓室神经丛的联系能引起反射性耳痛，另外，蝶腭神经节是离开脑桥后第一个自主神经纤维神经换元的部位；⑤自主神经的平衡，蝶腭神经节可能与持续性原发性面痛和单侧头痛有关，作为重要的节后副交感神经纤维，蝶腭神经节对于脑半球的血管床具有调节作用，可扩张血管来保护中风缺血和先兆型偏头痛性缺血的脑组织。蝶腭神经节对于眼压的调节和血管舒张作用同血管源性头痛有极为重要的影响。蝶腭神经节在脑血管自主生理学、丛集性头痛和偏头痛的病理生理学、中风状态和脑血管痉挛方面均有重要作用。

蝶腭神经节引起的头面痛有神经机制和血管机制两种假说。第一，神经机制假说。①邻近神经短路：认为疼痛可能起源于三叉神经，而三叉神经脊束核与上泌涎核、颈神经根发出部有重叠，当刺激三叉神经分布区时，可能引起邻近神经核团的兴奋，致相应症状。如刺激三叉神经根可能导致$C_2 \sim C_4$神经分布区域，如乳突、颈部、肩及上肢的疼痛，这可以解释为什么有部分蝶腭神经痛患者的疼痛范围可以超出三叉神经的范围。当刺激角膜或结膜时，神经冲动经三叉神经感觉核传送至位于脑桥下部的上泌涎核，分泌泪液，这可以解释蝶腭神经痛的血管运动反应，如流泪、鼻塞等。②脱髓鞘假说：认为蝶腭神经节局部的脱髓鞘改变，产生了感受伤害刺激的传入性C类神经纤维，导致疼痛。异常冲动还使蝶腭神经节内的副交感神经元去极化，导致鼻塞和流泪。第二，血管机制假说。大部分的蝶腭神经节神经元内含有血管活性扩血管物质，可扩张脑血管，增加脑血流。发自蝶腭神经节的副交感神经纤维，可能是导致蝶腭神经痛中鼻腔血管扩张和腺体分泌及偏头痛样症状的原因。另有观点认为，疼痛起源于颈外动脉的分支，这些血管受含有可以致痛的P物质的副交感、交感和C类神经纤维的支配。同时颈外动脉分支中尚含有P物质的拮抗物。蝶腭神经节的交感和副交感神经纤维失衡导致疼痛。

（二）诊断与鉴别诊断

1.诊断

（1）一侧下面部疼痛，位于鼻部、眼部及上颌部，可扩散至同侧眼眶、耳及乳突。

（2）发作前无诱因，突然发作，持续时间长。

（3）发作期间常伴鼻塞、流涕、流泪等副交感神经功能紊乱症状。

（4）诊断性治疗。以1%可卡因涂布患侧中鼻甲后部黏膜，疼痛减轻，这是诊断的重要依据。

2.鉴别诊断

蝶腭神经痛临床表现不典型，须注意与以下几种疼痛相鉴别。

（1）三叉神经痛

主要鉴别点在于三叉神经痛持续时间短，多数为数秒到数分钟，有扳机点，常位于上唇、牙龈、颏孔等处，面部机械刺激如洗脸、吹风、刷牙可诱发，发作时常伴行为反应，如双手捂面、紧咬牙关等。

（2）舌咽神经痛

疼痛亦为阵发性。吞咽、说话、大笑可诱发，疼痛位在舌根背外侧面及扁桃体处。有时伴有心动过缓及眩晕。

（3）膝神经节痛

发病前10天常有轻度感冒症状，部分病例可出现带状疱疹、周围性面瘫，以及味觉、听力改变。

（三）治疗原则

（1）试验性阻滞蝶腭神经节穿刺方法有经鼻入路和经腭大孔入路两种。经鼻入路：患者仰卧，检查鼻孔确认无息肉、肿瘤及异物，将鼻尖向上拉。用药方法有以下两种：向患侧鼻孔内注入2%利多卡因1 mL，要求患者通过鼻子用力吸入，以浸润鼻黏膜及产生局部麻醉作用；将带有局部麻醉药的棉签头上的棉花吸满2%利多卡因，轻柔地沿中鼻甲上壁推上前行，直至触及覆盖在蝶腭神经节上的黏膜，20 min后移去。经腭大孔入路：坐位，头后仰，张大口，自最后一个磨牙后面向腭正中缝虚拟一条垂线，其中外1/3交界处即腭大孔，口腔黏膜消毒及局部麻醉后，用长细针头（距针尖4 cm处弯成约135°），自腭大孔稍前方由前下向后上方刺入，受阻则略改变方向直至滑入蝶腭管，继续进针2.5～3.0 cm，有触电感出现，即表明已达翼腭窝。此法缺点为可因局部感染致硬腭黏膜溃疡，应注意无菌操作，治疗后3 d内口服抗生素预防感染。

（2）蝶腭神经节试验性阻滞后有明显效果者，可进行射频消融治疗，尤其适用于对神经毁损术或手术切除术有所顾虑的患者。

二、射频治疗

（一）适应证与禁忌证

1.适应证

（1）无明确病因的蝶腭神经痛患者，经阻滞治疗有效但不能持久者。

（2）丛集性头痛者。

（3）偏头痛者。

（4）颈源性头痛治疗后残余前额部头痛者。

（5）分布在上颌神经区域疼痛的非典型面痛者。

（6）其他头面部疼痛者：定位不清的头面部疼痛，伴有副交感神经受累表现的疼痛，搏动性头痛，头面部肿瘤引起的头面部疼痛，等等。

2.禁忌证

（1）不合作者，包括精神失常者。

（2）穿刺部位的皮肤和深层组织内有感染病灶者。

（3）有出血倾向或正在进行抗凝治疗者。

（4）重要脏器功能不全、全身衰竭者。

（5）影像定位不清者。

（二）操作方法

1.X射线定位方法

（1）射频毁损治疗时，患者用仰卧位，平躺在X射线透视床上，头自然平正摆放，额头上用约束带固定。

（2）X射线投照器放在侧面透视的位置。应看到在颞骨岩部前下方呈侧三角形，也有人称"小辣椒"或"小逗号"形的透亮区为翼腭窝。把一个不透X射线的标记物放在体表投射部位，并在该点的皮肤上做一标记。治疗部位消毒铺巾后，在皮肤及皮下注射局部麻醉药。进针点在下颌弓的上方。

（3）采用带5 mm作用端的100 mm射频穿刺针。穿刺针从下颌骨切迹之间对着翼腭窝垂直进入，通常就是侧面透视下所见的翼腭窝中央部位。穿刺针慢慢地向内侧推进，直至到达翼腭窝。穿刺针进入的过程中，可能会触及上颌神经，引起上颌感觉异常。

（4）把X射线机调节至正面位透视，然后穿刺针继续向内侧推进，直至贴近鼻骨的外侧壁，再推进1～2 mm，使穿刺针进入翼腭窝。如果穿刺针进入了骨组织而不是进入翼腭窝，稍微改变一下穿刺针的方向（通常是向上、向前探，直至进入翼腭窝）。

（5）电刺激定位穿刺针进入正确位置后，开始电刺激。刺激频率为50 Hz，1 V电压的刺激会引起鼻内刺痛的感觉。

（6）如果刺痛的感觉出现在软腭（这种情况并不少见），穿刺针应再向内推进少许，再次做刺激探查，直至刺激反应主要集中在鼻区，此时软腭如有异样感觉，位置依然正确。

（7）经穿刺针注入2%的利多卡因1 mL麻醉蝶腭神经节。有些医生把该处的局部麻醉作为诊断性神经阻滞，倘若患者的症状马上得到缓解，则进行射频毁损治疗。

（8）高温毁损治疗共进行3次，每次80 T，维持60 s。第一次加温毁损后，射频针向内推进1～2 mm，进行第二次加温，然后向内再进1～2 mm，进行第三次的热凝毁损。

（9）蝶腭神经节在翼腭窝内的确切位置，常因蝶窦的形状和大小而异。因此，蝶腭神经节除根据影像检查精确定位之外，在穿刺到位后再用50 Hz刺激电流寻找异感，进一步确保准确到位或用1%利多卡因1 mL行试验性阻滞，出现上颌神经分布区的麻木，证实位置正确。部分患者术后可能出现鼻出血或上腭感觉缺失。操作完毕，拔出穿刺针，压迫穿刺点2～3 min。

2.B超定位方法

有报道可以采用B超的方法进行翼腭窝的定位。

（1）患者采用侧卧位，患侧朝上，常规消毒铺巾，B超探头外套无菌塑料套，将B超探头放置于患侧面部。

（2）长轴方向平行于颧弓，放置于颧骨下方、下颌切迹上方、下颌骨髁突前方，图像上可以定位翼外肌和上颌动脉，参考血管多普勒的血管走行影像，穿刺点位于翼腭窝内，在翼外肌的下方，翼突外侧板的前方，注入生理盐水显示针尖位置，随后进行刺激测试。其余操作同X射线下射频治疗方法。

（三）不良反应和并发症

不良反应和并发症主要包括以下3种。

（1）局部血肿。

（2）感染。

（3）上颌神经支配区感觉减退。

（四）术后注意事项

（1）观察眼部球结膜充血情况，上颌部皮肤感觉，面部充血肿胀情况，以及疼痛缓解情况。

（2）部分患者术后头痛立即减轻或消失；部分患者术后第2～3 d疼痛完全消失；部分患者术后出现腭部不适，2～3周缓解。

（3）术后2周内使用的镇痛药物可逐渐减量。

（4）对疼痛复发的患者，还可重新实施治疗。

第五节 舌咽神经痛射频治疗

一、疾病概述

（一）有关解剖与病理生理

舌咽神经是第9对脑神经，为混合性神经，内含运动、感觉和副交感神经纤维，与迷走神经、副神经一起经颈静脉孔穿出颅腔。舌咽神经主干自颅底向下通过颈动脉和颈静脉之间、茎突及其附着肌的内侧，并绕茎突咽肌下缘弯向前行而达舌咽部。

舌咽神经痛是以舌咽部、耳深部的短暂发作性剧烈疼痛为主要特征的一种疾病。临床上相当少见，其发生率与三叉神经痛相比约为1∶88。发病多见于35岁以后人群，男性相对多见。大多数患者的病因是血管神经卡压，特别是神经根入脑干区，涉及舌咽神经或迷走神经。压迫血管可以通过高分辨序列MRI进行检查确定。舌咽神经痛可继发于茎突过长，或茎突综合征。只有耳深部剧痛，但咽部不痛者称为耳痛性舌咽神经痛，极少见。

（二）诊断与鉴别诊断

临床表现为吞咽时短暂性刀割样、烧灼样或钻刺样剧痛。刺激咽部和喉深部，以及吞咽动作可诱发，每次发作仅数秒至数十秒，从舌侧或舌根部向同侧耳深部放射。骤然发作并停止，停止发作时无任何症状。检查时无异常，偶于同侧下颌角后有压痛，或舌后对苦味感觉过敏；各种味觉刺激均感觉为苦味；有的患者有扳机点。以4%的可卡因喷涂于舌侧，可使患者疼痛减轻或消失，这是舌咽神经痛的主要特征。

本病应与以下疾病相鉴别。

1.三叉神经痛

三叉神经第3支痛易与舌咽神经痛混淆。但三叉神经痛时，疼痛部位在舌前部而非舌根，通常累及下颌神经的分布区，不向外耳道放射，疼痛扳机点在下唇、颊部或舌尖等处。必要时可做可卡因试验或用普鲁卡因局部阻滞三叉神经第3支，以兹鉴别。

2.喉上神经痛

喉上神经乃迷走神经的分支。该神经疼痛可单独存在，也可与舌咽神经痛伴发。疼痛发作常起自一侧的喉部，该处常有显著压痛，如在该区行局部麻醉，往往疼痛暂时缓解，可以鉴别。

3.中间神经痛

中间神经痛为一侧耳部剧痛，发作时间较长，常伴外耳道或耳郭疱疹，有时可引起周围性面瘫。个别不典型者仅表现为耳痛，与单纯表现为耳痛的舌咽神经痛不易区别。有人认为，对这种患者行手术治疗，除切断舌咽神经根外，还需同时切断中间神经根，以确保治疗效果。

4.继发性舌咽神经痛

疼痛常为持续性，有阵发性加重，无扳机点。检查中可见患侧有某种舌咽神经功能障碍（如舌咽部感觉和舌后部味觉减退、咽反射迟钝、软腭运动无力等），或其他阳性神经体征，以及有局部病变发现（如鼻咽部肿瘤），必要时可做特殊辅助检查，如头颅CT扫描、摄颅底或颅骨片等。

二、治疗原则

（一）首选药物治疗

治疗三叉神经痛的药物均可用于本病。2%利多卡因直接涂抹咽部、舌根部扳机点处，或表面喷雾喷涂于患侧扁桃体表面可获得短时间的镇痛作用。局部麻醉方法主要采用以下口内入路法。

1.腭舌襞入路法

以腭舌弓为定位标志，嘱患者张大口，采用非优势手持压舌板，将舌体向后和向中线方向移动，以显露软腭、腭垂、腭舌弓、扁桃体床、腭咽弓，并使腭舌弓和腭咽弓拉紧。优势手持23号扁桃体麻醉专用穿刺针，将针从腭咽弓的中点后方刺入口咽部侧壁，深度为1 cm，进行回抽试验以防止误入血管。在证实穿刺针处于正确位置后，将一定量局部麻醉药注入，拔除穿刺针，采用同样的方法阻滞另一侧的舌咽神经。

2.腭咽襞入路法

以腭咽弓为定位标志，患者取坐位，实施口咽部表面麻醉后要求患者尽可能张大口并向前伸舌。使用压舌板将患者的舌体推向口腔的对侧，在阻滞侧舌体与牙齿之间的口底部形成一凹槽，其末端即由腭舌弓基底部形成的盲端，将25号扁桃体专用穿刺针刺入盲端的基底部（凹槽与腭舌弓基底连接处）0.25～0.50 cm处，并进行回抽试验。如果可抽出空气，说明进针太深，此时应后退穿刺针，直至无空气被抽出。如果抽出血液，应将穿刺针的前端稍向内侧调整，注射局部麻醉药。此入路可阻滞舌咽神经周围支，减轻其引起的疼痛。由于腭咽襞入路比腭舌襞入路更接近舌咽神经的发出部位，能够阻滞舌咽神经的感觉纤维（咽、舌、扁桃体支），因此临床上腭咽襞入路应用更广泛。用0.5～1.0 mg阿托品静脉注射、口服，可以预防心动过缓、心搏骤停、晕厥、抽搐。

（二）手术治疗

由神经外科行手术，从颅内切断患侧舌咽神经及迷走神经最高的1～2根神经纤维。手术须严格掌握适应证，先进行综合治疗，无效时再行外科手术。

（三）舌咽神经射频热凝术

（1）由于该方法不可避免地影响舌咽神经的运动根，限制了它的应用。舌咽神经射频毁损治疗仅适用于颅底部癌肿者，以及病侧声带功能已丧失者。

（2）射频技术能辨别神经但不能辨别血管，有报道发生巨大血肿者。近年来，已用脉冲射频代替传统射频热凝消融治疗。

（3）因为舌咽神经内含有副交感神经，与迷走神经和颈动静脉的关系密切，治疗中容易发生包括心搏骤停等心血管严重并发症。

（4）射频治疗之前主张先进行试验性阻滞，以允许患者体会舌咽神经阻滞后的咽喉麻痹，吞咽时容易出现呛咳的情况。一些患者诉说麻痹的感觉比疼痛更难受，并因而拒绝接受舌咽神经的毁损性治疗。

（5）抢救措施。舌咽神经的任何治疗，包括药物阻滞或射频毁损，均需做好心搏骤停急救的准备，包括药物、生命监测和除颤器。

1.适应证与禁忌证

（1）适应证

舌咽神经痛射频治疗的适应证为颅底部癌肿者，以及病侧声带功能已丧失的继发性舌咽神经痛患者。

（2）禁忌证

该治疗对原发性舌咽神经痛不适用。

2.操作方法

（1）口外入路法

口外入路法有以下两种穿刺方法。

①口角外入路：口角外2.5 cm处为穿刺点，于外耳孔前3 cm做一标志，内侧看准瞳孔中点，侧面看准耳前标志，此为穿刺颈静脉孔的标准方法。从颅底面看，颈静脉孔和卵圆孔在一条直线上。穿到颅底后常规摄片，确认针尖的位置，刺入颈静脉孔抽得脑脊液，用100～300 mV脉冲方波电流，脉冲宽度1 ms，10～75 Hz刺激，如能诱发患者耳部及喉部疼痛，加大电流时可引起咳嗽和胸锁乳突肌收缩，则提示针尖位置正确，此时可逐渐升高温度，直至70 ℃，持续2 min后逐渐降温，达到破坏感觉根的作用。②茎突后入路：患者平卧头，转向

健侧，在患侧乳突与下颌角连线中点的皮肤上做一标记。消毒后用1%利多卡因0.5 mg做皮肤内浸润麻醉。B超探头外套无菌塑料套，B超探头横向放置于乳突和下颌角连线处，影像可见乳突和下颌角，位于两骨性标志中间，可见颈动脉，沿血管走形，平移探头可见茎突，用5 cm长、5 mm裸露针尖的射频针与皮肤垂直穿进约1 cm。先开动刺激50 Hz、1 V电压，缓慢地进针，遇到骨质茎突，则为从茎突下滑过约0.5 cm。超过2 cm未遇到骨质，则考虑针尖已越过茎突，应暂停进针，观察和询问患者。一旦有舌根、咽部或心前区的异样感觉，则减少刺激电压，异感消失时再稍向前推进针尖至出现异感，直至在0.5～0.7 V有异感为止。

（2）射频

启动脉冲射频功能为频率2 Hz、20 ms、42 ℃，持续2～8 min。如果需做射频毁损，则需注射1 mL造影剂，以辨别和排除针尖进入血管。当造影剂不能存留或搏动明显时，应外拔针尖。必要时，造影改为注射无水乙醇更为安全。

3.不良反应

（1）局部血肿。

（2）感染。

（3）心搏骤停。

（4）咽喉麻痹，吞咽呛咳。

4.术后注意事项

（1）部分患者术后疼痛立即减轻或消失；部分患者经2～3 d后疼痛完全消失；部分患者出现咽喉麻痹不适2～3周。

（2）术后2周内原使用的镇痛药物可逐渐减量。

（3）对疼痛复发的患者，还可重新实施治疗。

第六节　面肌痉挛的射频治疗

一、疾病概述

面肌痉挛又称面肌抽搐或面肌阵挛，系面神经兴奋性过高引发的一侧面部表情肌阵发性不规律的痉挛性疾病，约占面神经疾病的25%。

（一）应用解剖

面神经为混合神经，由一条较粗大的运动根和一条较细小的感觉根组成。运动根纤维起于面神经核，位于脑桥下部，支配面部表情肌、颈阔肌、镫骨肌、二腹肌后腹及茎突舌骨肌。感觉根由两部分组成：内脏传入神经称为味觉神经，胞体位于膝神经节内，司理舌前2/3及腭部的味蕾；内脏传出神经起于脑桥泌延核，属副交感神经，其节后纤维控制泪腺、颌下腺、舌下腺和鼻腔黏液腺分泌。面神经自脑桥下部外侧出脑，与前庭蜗神经伴行，经内耳门及内耳道进入面神经管，在管内由于走向不同，可将其分为3段：第一段向前外；第二段则在水平位上，呈直角转向后外，由于转折处变粗大，名为膝神经节，自结上发出岩大神经；第三段垂直下降，经茎乳孔出颅，继续弓形向前。从茎突外侧穿腮腺至下颌颈的浅面，发出5个终支，即颞支、颧支、颊支、下颌缘支和颈支。

（二）病因

面部痉挛的病因尚不完全清楚，有3种假说：炎症学说，少数病例继发于面神经炎、颅内感染和局部蛛网膜粘连增厚；神经受压学说，小脑后下动脉和小脑前下动脉及异位血管压迫面神经最多见，部分患者为邻近面神经的肿瘤、血管瘤等；遗传学说，少数病例报道该病具有家族遗传性。上述原因导致面神经水肿、脱髓鞘，导致面神经"短路"，形成异常放电、面肌痉挛。

（三）临床表现

本病多发于中年以后，尤以40～50岁者居多，女性稍多于男性，左侧发病略多于右侧，双侧同时发病者极为罕见，约占0.7%。病程发展缓慢，有时为亚急性发病，常呈进行性进展，开始患者感觉眼眶周围（尤其是下眼睑）肌肉跳动，范围很小，以后跳动范围逐渐增大，频率逐渐加快，2年内逐渐累及颊肌和眼轮匝肌，甚至颊阔肌。

面肌痉挛导致眼裂变小，嘴脸歪斜，患者感到眼部活动和说话极为不方便。尤其于疲劳、情绪波动、注意力集中时更加明显，睡眠时有消失。部分患者因累及镫骨肌而出现耳鸣，少数患者可伴有同侧舌前味觉改变、听觉过敏。有报道称约8%的患者伴有三叉神经及其分布区域感觉迟钝。

（四）诊断与鉴别诊断

根据典型的临床表现，大多数病例诊断并不困难，但须与其他原因引起的继发性面肌痉挛（如肿瘤）、癔症性面肌痉挛、三叉神经痛、舞蹈症、杰克逊癫痫发作、眼睑痉挛等相鉴别。面神经为混合神经，原则上射频热凝温度达80 ℃才能阻断其传导。

二、治疗

（一）术前准备

1.术前签字

让患者签署知情同意书，尤其需告知患者以下事项。

（1）乳突后入路可能发生面瘫。

（2）面部皮下入路可能局部肿胀。

（3）均可在一定时期后复发。

2.术前用药

术前1 h口服双氯芬酸钠缓释片75 mg。

3.仪器与用具

选择5～10 cm长、5 mm裸露针尖的射频套针。

（二）操作方法

1.穿刺入路

（1）乳突后入路

患者取坐位或者仰卧位，头偏向健侧，医生在患侧耳后皮肤上标记出乳突的下沿。在距离乳突的下沿向后平行1 cm处标记为穿刺点。局部消毒后用1%利多卡因3 mL进行皮肤至乳突骨面的局部麻醉。射频针从标志点穿刺遇到乳突骨后缘，稍后退0.5 cm并稍加大角度向后向上压低穿刺，针尖与乳突骨后面平行进针，深度不超过乳突骨的宽度，方向对着外耳道。

（2）超声引导下面神经阻滞技术

医生首先摸到乳突及外耳道。确定解剖标志后，消毒皮肤，用10 mL注射器抽取3 mL局部麻醉药。线型超声探头横向水平放置于预先定好的比较接近的区域，在超声图像上，乳突前下缘在外耳道下方，面神经在茎乳孔穿出并确定。彩色多普勒识别面神经邻近的血管。用22 G、8.89 cm长的腰椎穿刺针在超声实时引导穿刺至乳突前缘下方，然后用平面外技术引导穿刺针越过乳突前缘1.27 cm。回抽无回血、无回液后注入。注射完毕后按压穿刺点。

（3）面神经末梢支入路

在患侧面部抽动最明显处的面神经末梢分支处，如腮腺前沿、颧弓或眉弓上的皮下组织穿刺。

2.电刺激

针尖到达乳突后面或面部皮下组织时，开动运动电刺激为2 Hz、1.0～1.5 V电压。出现面肌抽动时，可稍降低电压至1 V并调节套针方向寻找肌肉搐动最明显的方向。缓慢进针和逐渐降低刺激电压至0.5 V以下仍有面肌肉搐动症状。

3.射频热凝

乳突后入路做面神经射频治疗。

（1）乳突下穿刺电热凝的是面神经干，一旦毁损可发生患者全面瘫。所以需小心调节，仅做面神经干的部分毁损。方法：启动射频加温功能，从50 ℃持续30 s开始，每次升高5 ℃持续30 s。加温的同时嘱患者咧嘴做笑容状。医生认真观察患者患侧鼻唇沟的深浅度。一旦发现患侧鼻唇沟稍变浅，则停止加温或拔出套针中的电偶电极。

（2）抽搐区的皮下面神经末梢支射频加温法：电刺激诱发出面肌抽动后用2%利多卡因1 mL局部麻醉。启动加温分别至75 ℃和80 ℃持续60 s。

4.术后处理

（1）穿刺局部疼痛

乳突后入路者术后穿刺点疼痛一般不剧烈，无须特殊处理。但面部多处皮下末梢神经支热凝，可给予非甾体类消炎镇痛药如扶他林缓释片75 mg，12 h一次，连用3 d。

（2）穿刺局部肿胀

面部面神经皮下末梢支射频热凝者术后可做局部冷敷，减少肿胀或皮下瘀斑。

（3）乳突后穿刺发生面瘫

一般3～6个月会逐渐恢复正常。面神经射频热凝后，一段时间面肌痉挛会复发，复发时间因人而异，1～12个月不等。一旦复发，可予重复射频治疗。因为操作简单，可在门诊治疗。

第七节　头皮相关神经痛射频治疗

一、疾病概述

（一）有关解剖与病理生理

头皮在局部解剖学上是指眶上缘、颧弓、上项线以上的颅顶部软组织，供应此部的感觉神经有额神经、泪腺神经、颧颞神经、耳颞神经、枕小神经、枕大神经、第三枕神经等。上述每一条神经皆可能因各种原因而引起神经痛。

（二）诊断与鉴别诊断

患者主诉皆为头痛，部位为前、后、侧面，可为一侧或两侧，一处或多处，疼痛性质不一，有的为阵发性，有的为持续性。疼痛程度不一，有的为隐痛，较剧烈者为刺痛、灼痛。病程时间短者数日，长者数周或数月，甚至几十年。可被认为是偏头痛，久治不愈，经检查排除其他可能引发头痛的病变。按主诉及查体所见确定为某一头皮神经痛。神经检查的方法很简单，用一注射针头检查神经分布区的头皮对刺痛的反应变化，即可确定是哪一根神经痛。

1.额神经痛

额神经痛多数为眶上神经痛，少数为滑车上神经痛，或二者皆有。主诉皆为前额部隐痛或剧痛。患者多为50岁以上中老年人，女性略高于男性，大多数为单侧。病史不定，最长者20余年。疼痛性质不恒定。隐性疼痛无特异性，发作常无先兆，但有时也为阵发性加剧，无诱因可寻，常呈现烧灼样、针刺样、刀割样或撕裂样疼痛。发病周期不定。查体可见额部眶上神经或滑车上神经分布区对针刺痛感觉异常。急性者常为过敏，慢性者常为迟钝，触觉一般无明显改变，查其他的病变体征，可以确定诊断。

2.泪腺神经痛

泪腺神经痛很少见，主诉为眼外角上方疼痛，经检查有泪腺神经分布区刺痛，无其他病变，即可确诊。

3.颧颞神经痛

颧颞神经痛罕见，可继发于三叉神经痛累及第2支时，亦可发生于上颌窦等炎症累及上颌神经时而产生的牵涉痛，可随原发病变痊愈而消失。

4.耳颞神经痛

主诉头侧面及耳郭上部剧痛难忍，呈短暂阵发性，多呈烧灼样或刺割样痛，无可寻病因。可同时有同侧枕后神经痛。查体可见颞部皮肤的颞浅神经分布区、耳郭上部前面及耳屏对针刺痛觉过敏，并可见颞下颌关节、牙齿、腮腺等病变的症状与体征。

5.枕小神经痛

主诉枕小神经分布区阵发疼痛。发作常无先兆，多为剧烈的闪电性刺痛。查体仅有枕小神经分布区内针刺痛过敏，无其他颈部结构病变体征。

6.枕大神经痛

枕大神经痛在临床上多见，发病年龄较广，多数病例在20岁以上，与性别无关，单侧发病较多见。可同时伴发枕小神经痛。急性患者主诉为头后部一侧阵发性剧痛，烧灼感、针刺样或撕裂样痛。白天轻，晚上加重。单侧慢性患者常为头后部一侧，双侧患者则为头后全部，阵发不同程度的隐痛或钝痛。有时被误诊为偏头痛或神经性头痛。多项检查均无阳性体征，仅见枕部头皮枕大神经分布区的全范围对针刺痛觉改变。急性者多为过敏，慢性者多为迟钝，少数患者有项部肌肉不同程度的痉挛，但无固定压痛点。少数患者合并有眶上神经痛。

7.第三枕神经痛

此神经单独发生神经痛者罕见，笔者所遇4例患者中3例为在治疗枕大神经痛时于注射后仍有枕部中线旁狭窄区域疼痛才发现。单独发病者少见，查体仅有分布区内刺痛过敏。

二、射频治疗

（一）适应证和禁忌证

1.适应证

为排除其他病变，确诊为头皮末梢神经痛，阻滞有效但疗效不能巩固的患者。

2.禁忌证

局部感染、合并精神疾患、不能配合治疗或不愿接受射频治疗者。

（二）术前准备

（1）术前签署知情同意书。

（2）术前用药。

（3）准备好射频仪及长5 cm、直径2 mm、裸露针尖的射频套针。

（三）操作

1.穿刺

用1%利多卡因加0.5%罗哌卡因混合液0.5 mL做皮内注射，呈"橘皮"样。

2.电刺激

射频针进入皮下后，启动50 Hz、0.5 V以下电压，能诱发原有的疼痛或异感。

3.脉冲射频

启动脉冲射频功能42 ℃，持续120～240 s。

4.射频毁损

注射1%利多卡因加0.5%罗哌卡因混合液1 mL，10 min后启动75 ℃，持续60 s，启动80 ℃，持续60 s。

（四）并发症

并发症有局部出血、血肿、相应神经支配区感觉麻木等。

超声引导技术（C_3神经阻滞技术）：操作时患者采取侧卧位，用10 mL无菌注射器抽取2 mL局部麻醉药。触扪患者乳突，消毒皮肤后应用高频超声探头纵向放置，头端紧贴乳突，在超声下辨别乳突下缘。然后将探头后移1.905 cm左右，直至C_1椎弓和C_2齿突清晰可见。探头向尾端移动，直到清晰辨识出C_2、C_3小关节，在C_2、C_3小关节"山丘"上可见第3枕神经横跨过，其影像表现为低回声环内的强回声点。同时，在C_2、C_3小关节和C_3、C_4小关节间的"峡谷"中可见C_3较大的内侧支。

确认第3枕神经后，采用平面外技术，用8.89 cm长的22 G穿刺针在超声探头中点由前向后进针，至第3枕神经停止进针。操作手法宜轻柔，注意避开小关节前的椎动脉。确定位置轻轻回抽后，注入2 mL的药液。退针，按压穿刺点。

并发症有局部麻醉药中毒、全脊髓麻醉等。

第三章

颈腰椎疼痛微创治疗

第一节　椎间盘突出靶点射频术

一、原理

射频热凝术是疼痛科的基本技术，包括靶点射频术、射频热凝减压术、脉冲射频神经调理术。将射频仪产生的温度作用于由椎间盘突出而引起症状的关键部位。根据突出物的大小、形态、位置，决定靶点的位置。

椎间盘突出靶点射频术是在影像系统的精确引导下，通过射频仪发出高频率电流，使靶点组织内离子运动摩擦生热，热凝毁损靶点区域组织、神经，并使责任病变部位的髓核变性、凝固，局部压力及张力降低，从而减轻对区域内神经组织的压迫，同时可以修补破裂的纤维环，灭活盘内新生肉芽组织及超敏的神经末梢，阻断疼痛信号向上位神经传导，使大脑不能产生疼痛感觉和体验，从而达到控制疼痛的目的。射频的温热效应对损伤的纤维环、水肿的神经根、椎管内的炎性反应可起到良好的治疗作用。

射频仪一般配有监控功能，如自检、神经刺激、电流、电压、功率、温度、阻抗、毁损模式，甚至加热曲线图等。医生通过调节发出电流量的大小与持续时间的长短，控制针尖加热的温度、时间，起到控制毁损面积大小的作用。

感觉刺激：频率50～100 Hz，脉宽1 ms。运动刺激：频率2 Hz，脉宽1 ms。

二、适应证

（一）颈椎间盘突出症

头、颈、肩背、上肢疼痛，伴明显的上肢根性酸胀、灼痛、麻木等症状，并经影像资料MRI或CT证实相应间隙椎间盘突出的患者；与临床体征相符，伴有持续头痛、头晕、耳鸣、眩晕，并已排除内科相关疾病者；持续3个月，保守治疗无效者；椎间盘造影可以诱发疼痛者；诊断性神经阻滞有效者；手术后残余症状、手术后症状体征改善不明显或病情复发者；交感神经型颈椎病者。

（二）腰椎间盘突出症

影像资料示腰椎间盘突出，无髓核钙化和游离，且与临床表现相符，神经根性疼痛明显，保守治疗3个月无效的慢性下腰痛和（或）有下肢根性症状的患者；椎间盘造影可以诱发疼痛；麻药注入椎间盘有较满意的镇痛效果；手术后残余症状、手术后症状体征改善不明显或病情复发者。

三、禁忌证

（1）严重骨性椎管狭窄；突出物明显钙化；后纵韧带骨化及椎管骨性狭窄；骨性压迫。

（2）X射线检查显示椎间盘退变明显，低于正常高度1／3或椎间隙在3 mm以下。

（3）椎间盘脱出伴游离。

（4）有明显进行性神经症状或马尾神经症状且麻木严重。

（5）合并精神疾患或严重心理障碍。

（6）严重脊髓受压合并截瘫者。

（7）颈椎或腰椎不稳，症状迅速进展，出血倾向、严重心脑血管疾病及精神障碍者。

四、操作方法

（一）术前准备

仔细询问患者病史，全面进行体格检查；了解患者重要脏器功能；向患者及家属仔细讲明病情，以及椎间盘靶点射频术的作用、不良反应、风险、转归等，使之在充分理解并明确表态后在同意书上签字；术前4～6 h禁饮禁食；术前0.5 h开放静脉，预防性应用抗生素。

（二）操作步骤

1.颈椎

（1）体位

患者取仰卧位，躺在X射线透视床上。颈部垫一薄枕，使颈椎轻度后仰，患者下颌中点与甲状软骨的最高点平行，颈前区尽量舒展，双侧肩部下沉内收，双上肢置于身体两侧，用束带固定。

（2）工具

射频仪，C形臂X射线机。

（3）定位

颈椎间盘治疗采取椎间隙前外侧方入路，对侧椎间隙前外侧方为进针点；透视下体外克氏针定位病变间隙，并在该点的皮肤上做一标记。

（4）穿刺

皮肤常规消毒，铺无菌洞巾。穿刺点皮肤及皮下注射0.5%利多卡因局部麻醉。C形臂动态引导下于颈部健侧用手指在皮外推移，分开气管和颈血管鞘，直至手指感觉触及颈椎椎体侧前缘，将穿刺导针经皮肤刺入突出间盘。调整针尖位置至X射线显示正位穿刺针尖达患侧小关节内缘，侧位在椎间隙中后1/3交界处，上下居于椎间隙中点。

（5）治疗

拔出针芯，置入电极，行感觉及运动刺激，如果感觉刺痛能复制出原有症状，视为穿刺正确。无异常后靶点射频热凝：70 ℃、60 s，80 ℃、60 s，85 ℃、60 s各1个周期。撤出电极，拔掉穿刺针，创可贴覆盖针眼，颈托固定1周。

2.腰椎

（1）体位

俯卧位，腹部垫俯卧位支架或腹部垫枕，以减少生理前凸对穿刺的不利影响。双上肢置于两侧或双手交叉置于面前，使腰椎术区置于手术台可投照区域。

（2）工具

射频仪，C形臂X射线机。

（3）定位

透视下体外克氏针定位病变间隙，做标记。腰椎$L_4 \sim L_5$间盘水平以上，采用横突上安全三角进路，进针点定在患侧椎间隙正中旁开8～10 cm（依据患者体格情况而定），与皮肤成30°～45°角刺入椎间盘，L_5～S_1水平的间盘治疗，常采取经小关节内缘入路，因为髂嵴的阻挡，侧入穿刺困难。

（4）穿刺

穿刺点皮肤及皮下注射局部麻醉药，将穿刺针经患侧椎间孔安全三角或小关节内缘刺入间盘并调整至正确位置。穿刺针刺到神经根产生放射痛时，应略退针，稍微调整进针方向再缓慢刺入。不可向椎管内注射局部麻醉药，以免因失去保护反应而损伤神经根。针尖在椎间盘内的正确位置是X射线显示正位穿刺针尖近中线，侧位在椎体后1/5处，上下居于椎间隙中点。

（5）治疗

拔出针芯，置入电极，阻抗测定：硬膜外组织的阻抗值为400～600 Ω，靠近骨质时阻抗值可增大至800 Ω以上，进入脑脊液时可降至100 Ω，到达脊髓本身时又可升至500 Ω，间盘组织阻抗为100～300 Ω。感觉及运动刺激无异常后靶点射频热凝：75 ℃、60 s，90 ℃、60 s各1个周期。然后略退针0.2～0.3 cm，85 ℃、60 s再治疗1～2个周期。术毕拔出穿刺针，清洁消毒术野，粘贴敷料，腰围固定3周。卧床休息3 d，常规给予抗生素、脱水剂及神经营养药物等。

五、注意事项

（1）进针过程必须在C形臂反复正侧位监测下进行，随时调整进针角度，使穿刺针尖位于椎间隙中央，避免偏上或偏下造成终板损伤。术中定位像：正位接近中线但不过棘突连线，侧位位于椎间盘后1/4。

（2）治疗升温至70 ℃：不可复制症状时应调整穿刺针的位置。

（3）仔细阅读每个间隙在矢状面和横断面的突出部位、方向、压迫程度，选择出与症状和客观体征一致的一个主要病变间隙（少数为两个间隙）进行靶点射频消融。

（4）操作过程中，若患者突感剧烈疼痛，应立即停止消融，用C形臂X射线机检查是否正常，必要时微调针尖位置，再次开始时，若患者仍然疼痛难忍，则必须停止手术。因为神经直接和电极接触时，可能造成神经受损。

（5）椎间盘突出患者髓核或多或少都有退变，形成局部真空区，如果仅以C形臂X射线机定位消融，经常会出现在真空区消融的无效操作，导致治疗失败。此时应适当调整针尖位置，避开真空区，再行消融治疗。

（6）装了起搏器的患者射频中可能会发生心跳停止。装了脊髓刺激器的患者需要预防在颈部射频操作时，电流沿着脊神经刺激器的方向通过而牵连脊椎神经索。

（7）局部有瘢痕者，热耐受较差，局部可伴有瘙痒，应随时调节输出功率；部分患者术后会有感觉缺失。

（8）妇女月经期不能行此手术治疗。

（9）术后应密切观察患者，监测生命体征。

六、不良反应

（1）术后出血。

（2）较胖患者治疗部位可能出现脂肪硬结（热聚结），一般3周后可自行消退。

（3）极个别患者可有局部麻痛不适感，多在2周至1年后恢复。

第二节　椎间盘髓核臭氧消融术

一、原理

腰椎间盘盘内及椎旁注射医用臭氧治疗腰椎间盘突出症的作用机制主要是以下4方面。

（一）氧化蛋白多糖

髓核是由蛋白多糖、胶原纤维网和髓核细胞构成的。蛋白多糖是髓核主要的大分子结构之一，蛋白多糖被臭氧氧化破坏后使髓核基质渗透压下降，最终导致水分丢失而萎缩，髓核体积缩小，从而降低椎间盘内压力，使症状得以消除，达到治疗的目的。而医用臭氧对软骨终板、纤维环作用较弱。

（二）破坏髓核细胞

臭氧注入髓核组织内后，早期就能使髓核细胞出现变性，随后细胞坏死溶解，使髓核缩小。

（三）抗炎作用

突出的髓核及纤维环压迫硬脊膜、神经根及周围静脉，引起回流障碍，出现炎性渗出和组织水肿。臭氧通过刺激拮抗炎症反应的细胞因子和（或）免疫抑制细胞因子（如IL-10、TGF-β）释放，刺激血管内皮细胞释放一氧化氮（NO）及血小板衍生生长因子（PDGF）等，引起血管扩张，改善回流，减轻神经根周围的水肿，促进炎症吸收。

（四）镇痛作用

腰椎小关节突、椎间盘表面和邻近韧带附着点处广泛分布细小神经纤维及神经末梢受体；神经受体被局部感受到的压力和牵引等机械刺激激活，或者被炎症因子和突出髓核所释放的化学物质（如P物质等）激活后，敏感性提高，引起反射性的肌肉痉挛，而导致下腰痛和（或）坐骨神经痛。臭氧治疗腰椎间盘突出症产生镇痛作用可能是一种类似于"化学针灸"（chemical puncture）的作用机制，即抑制无髓损伤感受器纤维，通过激活疼痛感受抑制机制，从而刺激抑制性中间神经元释放脑啡肽而镇痛。

二、适应证

（1）临床表现为持续的腰背痛和（或）坐骨神经痛，神经根受压体征明显，轻度神经功能缺失，保守治疗至少6周以上无效者。

（2）支配区的麻木或感觉迟钝，轻度的肌肉萎缩及明确的根性刺激体征。

（3）影像学（CT、MRI或椎间盘造影）检查证实为椎间盘轻度或中等度突出（不大于1 cm），与临床定位症状一致，且临床症状与腰椎退行性改变关系不大者。

第四，相对适应证为退化性脊椎关节病、腰椎手术失败综合征。

三、禁忌证

（1）合并椎管狭窄、黄韧带重度肥厚、腰椎滑脱者。

（2）合并精神疾病者。

（3）合并肝肾疾病、血液病、肿瘤、呼吸系统疾病、心脑血管疾病、自身免疫性疾病者，或极度衰弱者。

（4）合并甲亢、葡萄糖-6-磷酸脱氢酶缺乏症、出血倾向者。

（5）有腰痛或典型坐骨神经痛，但CT和MRI检查未发现有腰椎间盘突出者。

四、操作方法

（一）体位

健侧卧位，髂骨过高者可采取下侧肢体屈曲、上侧伸直、腰下垫枕等方式，以使椎体间隙充分舒展开。

（二）仪器设备

1. C形臂X射线机

C形臂X射线机能进行正侧位透视、电视监视，清晰度高。也可在CT引导下操作。

2. 臭氧发生器

臭氧发生器能产生浓度至少为50 μg / mL的臭氧，能实时显示臭氧浓度及压力。臭氧浓度稳定，有臭氧回收及废气处理系统。

3. 穿刺针

斜面针或锥形多侧孔空心针，直径为20～22 G。

4. 注射器

2～20 mL各种规格医用塑料注射器。

5. 氧气

高压瓶装医用纯氧。

（三）定位

L₅以上采用后外侧入路，通常取脊柱中线旁开7～8 cm处为穿刺点。小关节内侧缘入路，距脊柱中线约1 cm患侧相应椎体间隙作为穿刺点。

（四）穿刺

常规消毒铺单，0.5%～1%利多卡因局部麻醉。后外侧入路，通常取脊柱中线旁开7～8 cm处为穿刺点，专用21 G、22 G穿刺针行侧后方入路穿刺，正侧位透视定位针尖位于椎体间隙中央及后1/3区域。L₅～S₁椎间盘突出症臭氧消融可采用小关节内侧缘入路，距脊柱中线约1 cm患侧相应椎体间隙作为穿刺点。透视下沿该6点垂直进针，紧贴小关节内侧缘进入突出处的髓核部。穿刺成功后取出针芯，密切观察有无脑脊液流出。若有脑脊液滴出应停止进针，放弃此穿刺路径。部分患者在穿刺中感觉下肢放射痛，应考虑针尖刺入马尾神经，也应停止穿刺。侧位透视下进针至病变椎体间隙后1/5区域。

（五）治疗

影像学证实针尖到达目标位置（突出物内）后，将用5 mL或10 mL注射器获取的O₂-O₃混合气体5～10 mL，缓慢分次注入椎间盘内。注意观察推注臭氧时阻力大小、患者的反应，及时询问患者有无头晕、腰痛及下肢感觉异常。透视下注意观察气体弥散分布情况。包容性椎间盘突出者推注时阻力较高，切忌将气体完全推入，以免导致纤维环破裂，透视下可见气体在盘内呈不规则线带状弥散，此时宜采用低压循环注射法，即反复来回推动注射器柄，使臭氧与髓核充分氧化，然后将余下的气体弃去。而纤维环破裂者气体易进入硬脊膜外腔，透视下显示为椎体后缘线状透光影。退针至椎间孔后缘平面，在确认针尖不在蛛网膜下腔的安全情况下，注入混合臭氧10～15 mL，可见气体在腰大肌间隙弥散。通常颈椎间盘为3～5 mL，腰椎间盘为10～15 mL。再注入消炎镇痛液3～5 mL后即可拔针。注意观察患者反应，大多数患者会立刻感觉患肢疼痛减轻，症状好转。

五、注意事项

（1）取气时注意不要主动抽取，以免混入空气，而是利用输出气体的压力自动进入。

（2）因臭氧密度较空气大，取气后针头端应向下。

六、不良反应

（一）穿刺相关并发症

神经损伤、硬膜囊损伤、出血、感染等。

（二）臭氧注射相关并发症

有少量文献报道出现腹胀、脑血管气栓、注射后头痛等并发症。

七、术后转归及应对措施

术后患者的转归按治疗效果分为4种类型。

（一）好转型

好转型所占比例最高，达69%。分析其原因主要是臭氧能够直接作用于盘内及神经根附近的神经末梢，解除疼痛。尤其是再加上消炎镇痛液的作用，能够阻断疼痛的恶性循环，使神经获得休息、调整和修复的机会。这就可以解释为什么大部分患者在术后第二天就感觉症状缓解。

（二）反跳型

反跳型占13.25%，主要发生在膨出及包容性突出组中。分析其原因考虑是在治疗的第一阶段，由于臭氧及消炎镇痛液的作用症状在短期（1周）内获得缓解，但随着消炎镇痛液作用的消失，臭氧在间盘内的作用致间盘内压力增加，患者的症状加重，严重时疼痛难忍、彻夜不眠。为了预防反跳的发生，术后严格的3周卧床休息是必要的，因为卧床的时候间盘压力最低，站立次之，坐立时压力最高。对于发生"反跳"的患者，除了耐心细致的心理辅导，尚需采取必要的应对措施，包括使用镇痛剂（如曲马朵、神经妥乐平）、甲钴胺等，以及康复理疗、中医中药等。让患者坚定信念，相信反跳期可以度过，而不宜采取外科手术等措施，是取得成功的关键。

（三）无效型

无效型占10%以上。本型疗效不佳的原因比较复杂，分析起来可能与下列因素有关。

1.诊断错误

有学者预言，腰椎间盘突出的诊断中，30%存在错误，原因是虽然临床上患者有椎间盘突出，CT或MRI也显示突出存在，患者表现为腰痛及下肢疼痛，但真正引起临床症状的原因，有可能是脊神经后支卡压、骨盆出口狭窄、腰椎横突肥大、臀上皮神经炎、小关节紊乱综合征等。

2.心理因素

因为影响患者的因素很多，尤其是不能进行仪器检查评定，客观上不能明确原因。

（四）加重型

加重型占6%。此型患者术后症状加重，可能与下列因素有关。

（1）机器性能不够稳定，抽取的臭氧浓度过高，超过60 μg／mL时，可引起神经根及其周围肌肉组织变性坏死。

（2）注射气体压力太大，纤维环破裂，髓核刺激硬脊膜。

（3）术后下床活动太早，或过早恢复工作。未能按医生建议绝对卧床休息2～3周，椎间盘修复不良。

八、臭氧治疗的优势

（一）微创

臭氧治疗具有传统腰椎间盘突出症微创治疗方法的优点：手术创伤小，不破坏脊柱的正常骨性结构，不破坏脊柱稳定性，并发症少，效果确切；患者痛苦少，恢复快，住院时间短；等等。

（二）安全性高

CT或C形臂X射线机引导下局部麻醉细针穿刺，定位准确，主要作用于髓核；臭氧选择作用于髓核组织内的蛋白多糖，对髓核组织破坏能力强，但对椎旁组织无明显不良影响；臭氧极不稳定，易分解成氧气，不会造成二次污染和持久的器官组织伤害。

（三）疗效确切

选择性氧化髓核组织降低椎间盘内压，同时椎间隙旁注射臭氧具有抗炎镇痛作用，双重作用治疗椎间盘突出症引起的症状。与其他介入方法联合治疗可提高疗效，减少其他介入手术的不良并发症。

（四）手术方式操作简单、对器械要求低

单纯髓核消融术手术时间为10～30 min。而且臭氧价格低廉，降低了手术费用。

（五）适用人群广泛

臭氧治疗适用于早期、中期椎间盘突出症，身体不能耐受手术或不愿意手术治疗者，对于腰椎间盘突出症外科治疗后所发生的腰椎手术失败综合征也有一定疗效。

第三节　椎间盘突出物化学溶解术

一、原理

胶原蛋白水解酶（collagenase）简称"胶原酶"，为酶类药。在生理pH值和温度下，具有水解天然胶原蛋白的作用，能迅速地、选择性地溶解髓核和纤维环，而不损伤邻近的血管和其他组织。胶原酶溶解术又称"化学溶解术"，是将胶原酶注入病变的椎间盘内或突出物的周围，依靠胶原酶分解胶原纤维的药理作用来溶解胶原组织，使突出物缩小或消失，以缓解或消除其对神经组织的压迫，

从而使患者的临床症状得到改善。胶原酶是一种主要溶解胶原蛋白的酶，能有效地溶解髓核和纤维环中的Ⅰ型和Ⅱ型胶原，对血红蛋白、乳酪蛋白、硫酸角质素等蛋白无损害，能在正常的生理环境和酸碱度下分解胶原纤维，使其降解为相关的氨基酸并被血浆所吸收。所以，使用胶原酶不会对椎管内造成粘连改变。

可用于腰椎间盘盘内及盘外注射治疗椎间盘突出症的药物有木瓜蛋白酶、胶原酶、多糖酶、糜蛋白酶和透明质酸酶等。国外常用的有木瓜蛋白酶和胶原酶。国内主要使用胶原酶。酶活性稳定在250 U／mL，作用于底物的时间为18～24 h，胶原纤维的溶解度为65%～90%；用于腰椎间盘内的治疗剂量为400～600 U／1～2 mL；用于腰椎间盘外（硬膜外腔、椎间孔内等）的治疗剂量为1200 U／3～5 mL；半数致死量为7000～9000 U／kg。注射方法由原来的单一椎间盘内注射发展至椎间盘内外联合注射，以及椎间孔、经骶裂孔硬膜外腔前间隙、侧隐窝、骶后孔注射等20余种。注射部位由过去的单纯腰部椎间盘，发展至颈、胸、腰、骶及椎管的任何部位。该方法是治疗椎间盘突出症的有效手段之一。

在疼痛治疗中，该方法多用于经保守治疗无效的腰椎间盘突出症。使用时需在影像引导下，将穿刺针插入腰椎间孔硬膜外或椎间盘内注射给药。注射胶原酶前一定要反复验证，确保注射部位精确无误，并应密切观察，避免误伤神经根及周围组织。

不良反应可见部分患者腰痛加剧和过敏反应，若疼痛剧烈，必要时可注射镇痛剂缓解。误入蛛网膜下腔可导致严重的脊髓损伤，必须杜绝。

二、适应证

（1）典型的根性痛。

（2）受累神经皮肤节段感觉异常。

（3）神经牵拉试验呈阳性。

（4）神经物理学检查：可有肌萎缩、肌无力、感觉异常、反射改变。

（5）CT或MRI检查为阳性结果，并与临床症状、体征有一致性。

（6）病程达2周以上，经3个月以上保守治疗无效，或经保守治疗有效，但每年发作2次以上。

（7）经外科手术治疗后再发根性痛，经影像学诊断具有溶解适应证。

三、禁忌证

（1）对胶原酶过敏体质。

（2）有明显脊髓或马尾神经损伤表现。

（3）有代谢性疾病未控制。

（4）椎间盘炎或椎间隙感染，败血症。

（5）有心理或精神障碍。

（6）骨性椎管狭窄或椎间孔狭窄。

（7）后纵韧带骨化，黄韧带肥厚。

（8）椎间盘钙化或游离，突出物已钙化或骨化。

（9）孕妇和14周岁以下的儿童。

（10）重要脏器功能不全者。

（11）凝血功能障碍者。

四、操作方法

从注射的部位来分，胶原酶可行椎间盘盘内注射、椎间盘盘外注射或椎间盘盘内外联合注射，以及采用其他可以注射于椎间盘突出部位的任何途径来治疗椎间盘突出症。

但只有根据患者出现的不同临床症状及椎间盘突出的不同部位来选择注射治疗的方法，才能获得良好的治疗效果。

近年来创立的新穿刺入路方法较多，如硬膜外前、后间隙直接注射法，硬膜外间隙置管注射法，骶管裂孔硬膜外前间隙置管法，骶后孔注射法，硬膜外侧间隙椎间盘盘内外联合注射法，液体刀椎间盘突出分离后置管注射法，经皮切吸后胶原酶注入联合溶解法，B超下经外侧路细针注入椎间盘突出物内局部注射胶原酶法，颈部硬膜外后间隙"三定"法（定点穿刺、定向置管、定位留管），置入硬膜外前间隙导管注入胶原酶溶解法，硬膜外腔镜直视下胶原酶定点注射溶解法，等等。

（一）准备

术前1天行碘过敏试验，手术日早晨禁食，术前半小时口服开瑞坦（氯雷他定）10 mg。穿刺前静脉推注25%～50%葡萄糖注射液20～40 mL加地塞米松

5～10 mg，以预防过敏反应。腰椎患者取侧卧位或俯卧位，下腹部垫薄枕；颈椎患者取平卧位或俯卧位。选用7 G或9 G腰椎穿刺针，肥胖者可选取长15 cm的18 G带内芯针。

（二）定位

颈椎通常在影像引导下定位，相应节段胸锁乳突肌内侧缘。腰椎间盘突出物化学溶解术穿刺点一般定为对应的间隙中线旁开8～10 cm，穿刺前需X射线机定位。如为L_5、S_1间隙，则取小关节内侧缘穿刺法：在患者正位X射线平片上将小关节内侧缘间距最宽处定为A点，经A点向棘突连线做垂线，两线相交点定为B点，该棘突上或下缘定为C点。测量并换算AB、BC的长度，并换算成等比例的数值。患者取俯卧位，准确触及棘突上或下缘找到C点，根据BC长度，确定B点，将B点向患侧做棘突连线的垂线，根据AB长度，确定A点，即为皮肤进针点。

（三）穿刺

将胶原酶注射到突出的椎间盘髓核或纤维环内的方法，即盘内法。将胶原酶注射到突出椎间盘后缘的硬膜外前间隙的方法称为盘外法。常规进行皮肤消毒，铺无菌巾，选用7 G或9 G腰椎穿刺针，肥胖者可选取长15 cm的18 G带内芯针。

颈椎间盘突出物化学溶解术穿刺入路包括对侧颈前入路盘内注射法、经颈间孔硬膜外侧前间隙穿刺注射法、后入路硬膜外侧前间隙接近法和后入路颈部硬膜外直接注射法。

腰椎间盘突出物化学溶解术穿刺入路，采用硬膜外前间隙注射（盘外法），根据局部解剖和进针径路的不同分为4种方法：经椎间孔"安全三角区"进针至突出髓核的旁路法；经椎板外切迹或小关节内缘穿刺至侧隐窝的硬膜外前间隙法；经骶管裂孔插管，从硬膜外前间隙至突出髓核周围的骶管裂孔前间隙法；经棘突间隙进针，从硬膜外后间隙插管至突出髓核周围的硬膜外前间隙法。

1.侧入路法

CT或C形臂X射线机引导下于穿刺点进针，针身与躯干矢状面呈45°～60°夹角进入，缓慢沿横突上方滑入椎间孔前下方的"安全三角区"直达椎间盘内。穿刺针的针尖接触到纤维环时，可有砂粒样感觉。穿刺时不宜过快或粗暴操作，以免损伤神经根。穿刺针进入椎间盘后，行腰椎前后位及侧位X射线透视或照片，以判断穿刺针的确切位置，或直接从X射线机的电视屏幕中确定穿刺方向和针尖位置，然后注入造影剂，若造影剂位于椎体间隙呈盘状显影，则说明针尖已达椎间盘内。

2.小关节内侧缘侧隐窝穿刺法

在患者正位X射线平片上将小关节内侧缘间距最宽处定为A点，经A点向棘突连线做垂线，两线相交点定为B点，该棘突上或下缘定为C点。测量并换算AB、BC的长度，并换算成等比例的数值。患者取俯卧位，下腹部垫薄枕，准确触及棘突上缘或下缘，找到C点，根据BC长度，确定B点，将B点向患侧做棘突连线的垂线，根据AB长度，确定A点，即为皮肤进针点。右手持盛有3 mL 0.5%利多卡因，并接有7 G、长85 mm穿刺针的5 mL注射器，左手拇指隔无菌纱布捏住针头的下1/4处，经皮肤A点快速进皮，针尖斜面朝外，针尾向中线倾斜5°，继续进针，遇到骨质即为关节突，注入0.5%利多卡因1 mL。然后退针到皮下，再垂直进针，遇到阻力较大的韧性组织，即关节囊和黄韧带，右手加压于针栓，一边加压一边进针，使针尖斜面紧贴小关节内缘滑进，一旦阻力消失，出现落空感，针尖便进入侧隐窝。

3.椎板外切迹的侧隐窝穿刺法

在患者正位X射线片上确认间隙的患侧椎板外切迹，定为A点，经A点向同一椎体的棘突连线做垂线，其相交点定为B点，该棘突上或下缘定为C点。测量并换算AB、BC的长度，与经小关节内侧缘侧隐窝穿刺法相同的方法确定穿刺进皮点。穿刺针快速穿过皮肤后，针尖向中线倾斜5°～10°进针，遇到骨质即椎板，注射0.5%利多卡因1 mL，退针至皮下，垂直加压进针。遇黄韧带后，针尖紧贴椎板外切迹滑进，阻力消失，余同小关节内侧缘。

4.椎间孔硬膜外间隙注射法

患者取侧卧位，患侧在下，抱膝使腰椎后凸加大，腰部垫一个薄枕以避免脊柱侧弯。常规皮肤消毒后铺巾，采用1%利多卡因进行局部麻醉，采用静脉留置针与骶骨成45°～60°的方向进行穿刺，沿相邻两椎体的横突将穿刺针的针体插入病变椎体间隙的椎间孔内。穿刺针的理想位置应该是侧位X射线观察时，针尖位于椎间孔内偏下2/3处（椎间孔上1/3处为脊神经根发出部，下2/3为椎间盘占据）。确认穿刺针针尖的位置准确无误后，注入生理盐水行硬膜外间隙负压试验，确认在椎间孔硬膜外间隙后注入2%利多卡因3 mL，观察5～10 min，无全脊髓麻醉的征象后，注入经生理盐水溶解的胶原酶1200 U共3～4 mL。

5.椎间孔硬膜外间隙置管注射

根据影像学资料测出椎间孔间距与深度的定点定位穿刺法。患者取俯卧位，腹下垫一个薄枕（约20 cm高），1%利多卡因局部麻醉，将18 G硬膜外间隙穿刺针从CT最佳进针点刺入皮肤，垂直向下进针。如遇到骨质，稍向外倾斜刺入，进针到预定深度，即CT扫描所测健康人深度均值或稍深（约5 mm），若仍无阻力消失感及硬膜外间隙穿刺成功的指征出现，稍退针10 mm，再向内倾斜针体刺入，大多可顺利穿刺成功。至有突破感后，连接注射器回抽无液体及血液，注气无阻力有回弹，注水有水疱涌出等硬膜外间隙成功的指征明显后，将硬膜外间隙穿刺针前端的勺状面对向椎间孔，插入硬膜外导管30 mm，退针后固定留管。注入2%利多卡因3 mL，观察5～10 min无全脊髓麻醉的征象，腰腿痛征象减轻或消失，或穿刺的相应椎间孔神经支配区有麻木感，确认硬膜外导管置入突出椎间盘压迫神经根处后，送患者回病房，并置患侧（置管处）向上的侧卧位1 h，将胶原酶粉剂1200 U溶于3 mL内注入硬膜外间隙。观察1 h后无过敏及其他并发症后，患侧向下侧卧6 h，注药后24～96 h如有疼痛，可再从留置硬膜外导管内注入0.5%～1%利多卡因或消炎镇痛液进行镇痛治疗。绝对卧床1周后拔除硬膜外导管。

（四）胶原酶注射及注射前验证

影像学证实针尖到达目标位置后，盘内注射胶原酶前应快速注入造影剂（碘海醇）0.5 mL，观察造影剂向突出物内弥散。盘外注射胶原酶前应快速注入局部麻醉药（试验剂量：腰椎注射2%利多卡因4 mL加地塞米松5 mg的混合液，计5 mL；颈椎注射0.8%～1%利多卡因3 mL）。观察15～20 min，患者出现被阻滞神经根分布区疼痛消失、感觉减退，但确定无脊髓麻醉表现。当局部麻醉药或造影剂定位试验未出现异常，可缓慢注射胶原酶（注药应遵循微量、分次、缓慢的原则）。注射药液的速度宜缓慢推入或间歇性推注，最好在3 min以上，使药物尽量聚集在突出物部位，注药完毕后留针3 min拔针。

（五）胶原酶注射剂量

1.颈椎间盘

盘外注射：600 IU / 2～3 mL。盘内注射：60～200 IU / 0.2～0.5 mL。

2.腰椎间盘

盘外注射：600～1200 IU / 2～3 mL。盘内注射：300～600 IU / 0.5～1 mL。

（六）治疗

确定部位后将注射用胶原酶溶于生理盐水600 U / 2 mL注入椎间盘内（盘内法）。若2个间隙均有明显突出，可以各600 U / 2 mL分别注入两间隙。注药时宜缓慢推入或间歇性推注，最好在3 min以上，以防注药速度过快引起腰痛加剧。注药完毕后留针3～5 min再拔针，以避免药液在高压力下从椎间盘内外溢，导致治疗效果不佳。

（七）术后处理

取患侧朝下侧卧位或俯卧位6 h（盘内注射可取侧卧位或仰卧位），严格卧床休息3～7 d，卧床期间滚动翻身。严密观察有无不良反应，首先注意皮肤有无毛发运动反应，以及头晕、恶心、皮肤瘙痒、荨麻疹等；严重的过敏反应有低血压和呼吸困难，此时应立即肌内注射或静脉注射肾上腺素1 mg。注药后部分患者会出现腰痛，特别是盘内注射法的患者，约有10%患者为严重腰痛，可持续数小时甚至数天，对疼痛严重者可给予镇静药物或抗炎镇痛药物，必要时还可给予麻醉性镇痛药吗啡等。

术后应常规应用抗生素，预防感染，并给予抗炎镇痛药物，可减少术后疼痛的发生率。应用颈 / 腰围保护后起床，以减少椎间盘再疝出，导致急性神经卡压的风险。起床后对患者及家属进行必要的康复指导。

五、注意事项

（1）对于突出物游离于腰椎管内者，胶原酶很难达到溶解效果，所以这一类型的腰椎间盘突出症就不适宜采用胶原酶盘内注射。

（2）胶原酶对已钙化突出物的治疗效果也差，因为胶原酶只能溶解髓核及纤维环的胶原蛋白，对结晶钙盐无溶解作用。

（3）对于骨性腰椎管狭窄症，也不适宜用胶原酶注射治疗。椎间盘中的胶原蛋白被溶解后，椎间盘高度下降，会导致脊椎小关节过度重叠，神经根通道变窄，原有的狭窄进一步加重。

（4）伴明显腰椎滑脱者，亦不适宜选择髓核化学溶解术。

（5）应在X射线机或CT引导下进行操作，核实针尖位置，确保位置满意，否则误入蛛网膜下腔可导致严重的脊髓损伤。

（6）患者体质情况较差时，治疗前预防应用抗生素。最主要的预防的方法是在严格无菌环境下进行操作。

（7）在进行椎间盘外注射时，操作中患者应始终保持侧卧位，在穿刺针未拔出之前不能变动体位，以防止在体位变动时穿刺针随体位变化而移动，出现进入蛛网膜下隙或刺破硬脊膜的意外情况。在临床上行椎间盘外注射时以置入导管为好，同时备好急救药品及器具，以策安全。

（8）进行椎间盘胶原酶溶解术时，必须进行造影来证实穿刺针前端的位置，排除穿刺不到位或误入蛛网膜下腔的情况，并以"造影剂在硬膜外腔呈线条状分布"为标准来间接证实穿刺到位（因突出物不显影）。

六、不良反应

结合椎间盘突出物化学溶解术的药理作用与技术特点，可将胶原酶溶解术不良事件大致分为3类。

（一）药物相关因素

药物过敏反应、腰腿疼痛一过性加重、尿潴留和肠麻痹及术后神经根损伤等。

（二）操作相关因素

血管、神经根损伤，胶原酶误注入蛛网膜下腔，严重者可发生下肢截瘫、椎间隙感染。椎间隙感染患者的主要临床表现为腰背部肌肉痉挛明显，腰痛加剧，有深压痛，白细胞计数和分类正常，红细胞沉降率明显增快，早期X射线检查无特异征象。大约在1个月后出现注药椎间隙变窄，椎体骨质破坏，伴有硬化，

3～4个月出现椎体融合。处理方法包括给予抗生素，腰部制动或固定，应用抗生素的时间应为6周以上。椎体融合后，腰背痛症状即可消失。

（三）术后脊柱失稳性腰背痛

椎间盘内注射的患者较易发生术后疼痛加剧，随着溶解物的增加，疼痛反应逐渐加重直至达到高峰。随着溶解物的吸收，椎间盘内压逐渐减低，疼痛反应也逐渐减轻直至消失。这种疼痛反应还与患者的纤维环破裂程度、注入胶原酶的浓度和液体量，以及患者对疼痛的耐受程度等具有直接关系。通过临床观察，以400～600 U／1 mL注入者疼痛反应轻，1200 U／2 mL注入者疼痛反应重。

（四）神经损伤

造成神经损伤的主要原因是在穿刺过程中误伤脊髓神经外膜，高浓度的胶原酶溶液使神经根发生脱水变性等。对此，应采取如下预防措施：尽量在局部麻醉下进行穿刺，进针速度应缓慢。一旦发生误穿神经根应停止操作，等7～10 d后再行穿刺。注药前应认真行回抽检查，如有血液或脑脊液应放弃注射。如出现神经损伤的体征，应每天检查受累神经根区的感觉、肌力、深反射、病理反射、脑膜刺激症状、腰背痛情况、体温变化等。同时给予大剂量的神经营养药物，并同时选用针灸、电刺激、穴位注射或埋线等辅助治疗手段。合并有肌肉萎缩者，应及时进行功能锻炼。神经性肌肉瘫痪者，在经肌电图检查证实后可择期行肌腱移位术或相应关节的融合术。

（五）继发性腰椎管狭窄

对于椎间盘突出物化学溶解术引起继发性腰椎管狭窄的问题，通常认为此种狭窄是由纤维环溶解椎间隙高度下降所致，以治疗后1～2个月时最为明显，3～6个月时椎间隙又有不同程度的增宽，6个月以后椎间隙不再有变化。椎间隙高度在椎间盘突出物化学溶解术之后先是变窄，后有所恢复，是由透明纤维软骨充填所致。所以，施行椎间盘突出物化学溶解术的患者，应有3个月左右的恢复和适应时间。在此期间，患者可以循序渐进地进行腰背肌功能锻炼，以逐渐适应生活和工作。

第四节 经皮激光椎间盘减压术

一、原理

经皮激光椎间盘减压术（PLDD），是一种较早用于治疗椎间盘突出症的方法。其方法是在影像学技术（如CT、C形臂X射线机）的引导下，用穿刺导针做椎间盘穿刺，通过18号针引导激光能量到达髓核，将更细的光导纤维经穿刺针导入责任椎间盘内，利用激光的高能量局部生物效应，即燃烧、气化、变性和凝固的作用，将突出的椎间盘髓核切除，从而降低椎间盘内的压力，气化后周围组织的炭化和纤维组织的增生有利于突出椎间盘的回缩，减轻其对神经根的压迫，达到缓解和消除神经症状的目的。此外，激光的生物学活性化反应还可使血管扩张，疼痛物质减少，自律神经功能正常化，免疫功能提高，达到病变区域消炎镇痛的治疗目的。PLDD曾被认为能有效治疗椎间盘突出症，具有临床操作简单、患者创伤小等优点。但在椎间孔镜、射频、臭氧、胶原酶等治疗椎间盘突出症的新技术出现之后，应用激光介入治疗明显减少。

近年来，众多临床随访研究数据表明，该方法在椎间盘内气化过程中，由于激光产生的高热可控性差，产生的高压高热气体可以冲破纤维环，直接烫伤神经根，引发难以治疗的烧伤性神经痛。激光照射以后，盘内压力减少，髓核逐渐被纤维软骨取代。该方法对椎间盘毁损的范围较大，数年后可以导致椎间盘严重萎缩、退行性变、椎体间隙变窄、关节突关节退行性变。

二、适应证

（1）在CT或MRI上呈现局限性间盘突出和纤维环完整。

（2）神经症状与单根神经根有关，腿疼程度大于背疼程度，直腿抬高试验呈阳性。

（3）6周保守治疗无效。

三、禁忌证

（1）出血性素质。

（2）脊柱前移。

（3）椎管狭窄。

（4）病变水平有外科史。

（5）明显的精神障碍。

（6）明显的椎间盘间隙狭窄。

（7）妊娠妇女，马尾综合征。

四、操作方法

（一）体位

患者俯卧于手术床上。为了让椎间盘后面张开一些，可在腹下垫枕让腰椎半曲。

（二）定位

CT扫描或C形臂X射线机定位，显示拟治疗的椎间盘的治疗通路。将穿刺点和椎间盘平面用笔和尺在皮肤上做标记。

（三）穿刺

根据CT或C形臂X射线机定位决定的通路人工弯曲18号针。一旦穿刺点找到，在所需要的椎间盘平面显示侧面X射线图像。术者能观察到通路和向椎间盘进针的角度。为了保持无菌，C形臂X射线机头被罩上，穿刺点消毒和用孔巾盖上。在局部麻醉下，9 cm长的22号针用于穿刺皮下组织层、肌肉层、关节。神经根不能麻醉。22号针的位置用X射线和CT检测。用手术刀在进针点做2 mm切口，便于不接触皮肤插管插入。18号针是在连续侧面X射线下和22号针平行插入，X线显示在局部麻醉后18号针平行于22号针插入，显示在连续侧面X射线下18号平行定位于底板之间。因为18号针是弯曲的，能被引导绕过关节，避免损伤神经根。而且，针尖可通过轻微转动连接器，在X射线下向上或向下于椎间盘定位。

要求患者在整个过程中监测腿疼，如果腿疼发生，则重新定位穿刺针。针必须平行且位于两终板正中。针穿刺髓核由CT证实，CT俯卧扫描证实针尖位置。注意神经根紧挨针路。

在光纤安装之前，必须接在激光器上检查其完整性。拔出18号针的针芯后，光纤顺针插入椎间盘。光纤末端必须露出针头5 mm。光纤合适的长度有无菌条标记，避免过多进入髓核。

（四）治疗

获得满意的针位后，激光治疗开始。激光打开，调到15 W、0.5～1.0 s脉冲、4～10 s间隔，依据患者的舒适程度而定。在治疗过程中，能看到轻微烟雾或液体冒出针管。

椎间盘每接受200 J能量，做一次CT扫描证明气化面积，激光治疗时获得的CT图像来检测气化面积，没有椎间盘穿孔的迹象。突出区域部分充满着气体。

在手术的整个过程中，患者必须能同医生交流和对疼痛有反应。PLDD绝对禁止全身麻醉，只在局部麻醉下进行。在PLDD过程中可有疼痛产生，归因于热量的生成或椎间盘气体积累。如果疼痛发生，可加长脉冲间隔或抽吸气化物以减少椎间盘压力。手术结束后，针和光纤抽出，患者送回恢复室。指导患者激光治疗后护理（可站立、仰卧，不能坐），术后控制疼痛，在抗炎和减压的同时，注意休息。

（五）术后要求

PLDD治疗2周内，能导致严重脊柱弯曲的姿势应禁止，体育活动应限制。可以沐浴。随访始于手术之日，连续6周每周2次电话问询。6月后，做腰椎CT或MRI检查。

五、注意事项

（1）术后卧床休息1～3 d，应用常规抗生素预防感染，给予甘露醇及地塞米松减轻局部组织水肿。

（2）加强腰背肌锻炼和直腿抬高训练。

（3）术后第3天可佩戴腰围下床活动。

（4）术后3～4周控制活动量，禁止体力劳动。

六、不良反应

第一，椎间盘炎。病因不明。PLDD为高温环境，感染的概率非常小，椎间盘炎多数为无菌性炎症，常合并邻近椎体改变。预防措施包括手术中注意无菌操作，术后常规口服抗生素。一旦出现应绝对卧床休息，并大剂量给予抗生素，必要时应穿刺引流冲洗，或行外科手术，取出坏死组织。

第二，神经热损伤。发生率极低，主要与光纤位置接近神经根有关。对神经激光热损伤重在预防，若怀疑神经热损伤，应给予糖皮质激素、维生素B_{12}、高压氧对症治疗，并嘱患者加强功能锻炼。

第三，血管损伤。文献未见报道PLDD引起血管损伤。激光作用于血管是否引起出血，与血流速度、血管大小、激光种类有关。YAG激光对直径小于2.1～3.0 mm的静脉有凝固止血作用。此外，只要定位准确，一般也不会损伤周围组织器官。椎旁血管损伤引起的椎旁血肿多可自动吸收，大血管损伤后果凶险，应立即外科止血。

第四，终板损伤。主要原因是光纤位置太靠近软骨终板。在男性患者L_5～S_1椎间盘穿刺中经常遇到这种情况。因L_5～S_1椎间盘平面低，又有髂骨翼阻挡，穿刺针不能平行于椎体间隙进入椎间盘，针尖较难达到椎间盘中央，往往抵S_1上终板。椎体终板损伤时可见穿刺针内有暗红色骨髓抽出。此时应立即停止激光灼烧，术后给予抗生素预防感染、止血药止血，多不会引起严重后果，患者也无特别不适。但有文献报道激光热损伤或光休克作用可引起椎体骨坏死，行此术后对怀疑骨坏死的患者应行MRI检查，以监测和防止椎体骨坏死发生。

七、优点

（1）操作简单，穿刺针细损伤小，手术时间短，术后住院时间短，恢复快。

（2）激光能量可控制，安全性高。

（3）穿刺针细且可以弯曲，可通过经皮穿刺椎间盘切割抽吸术不能进入的通路。

（4）可同时进行多个椎间盘病变的治疗。

（5）远离椎管，避开神经根，保持椎管的稳定性。

（6）不影响椎间盘的平衡性和承重力。

第五节　经皮低温等离子消融术

一、原理

应用低温等离子消融术，将热凝与消融相结合，以去除部分髓核，实时气化椎间盘的部分髓核组织，达到缩小髓核体积的目的，然后再利用精确的热皱缩技术，将刀头接触到的髓核组织加温至约70 ℃，使髓核的体积进一步缩小，降低椎间盘内的压力，以达到减压治疗目的。

一方面，通过低温等离子消融术将射频能量作用在导电解质（通常是生理盐水）上，在具有激发能量的电极周围形成高度汇聚的低温等离子体薄层。等离子体薄层由高度电离的粒子组成，该粒子具有足够的动能，打断组织中大分子的肽键，使其分解成低分子量的分子和原子，生成一些基本的分子和低分子量惰性气体（如O_2、N_2等），并从穿刺通道排出体外，从而产生实时、高效和精确的切割和消融效果。

另一方面，定点消融后热凝，使椎间盘内的主要成分——弹性纤维螺旋状结构重新收缩，从而使椎间盘组织体积缩小，由于电流不直接流经组织，组织发热极少。数据显示：表面组织温度保持在40～70 ℃，既确保胶原蛋白分子螺旋结构皱缩，又保持了细胞的活力，加之热渗透小，所以无论是直接组织还是间接组织的损伤都非常小。低温等离子消融术近年来在国内外已经广泛应用，临床效果也非常好。采用等离子气化，皱缩髓核实时降低间盘内压力，有效解除突出髓核对椎间盘周围组织（神经根、动脉、脊髓等）的压迫，消除和缓解临床症状，同时最大限度地保护纤维环。

二、颈椎低温等离子髓核消融术

（一）适应证

低温等离子髓核消融术的主要治疗作用机制是使突出椎间盘内减压，从而使椎间盘突出张力下降，同时消除一部分变性髓核致痛因子，解除对受累神经的刺激，产生治疗作用。因此，本技术有其相对应的治疗适应证，总体而言，就是对退变椎间盘包容性突出患者治疗效果较佳，如下列患者。

（1）青年、中年患者较适合，老年患者颈椎退变较重，治疗效果欠佳。

（2）病程一般在4年以内，药物、物理治疗、推拿等非手术治疗6个月，效果欠佳，病程较长的患者，由椎间盘退变、突出引发椎间盘不稳，引起骨质增生、突出部分钙化，致其疗效下降。

（3）以颈肩疼痛、沉重伴有一侧或两侧上肢放射疼痛根性症状为主的根型颈椎病效果较好，特别是上肢酸痛较颈部疼痛明显者效果更佳。对于已有肢体麻痹、肌力下降患者疗效欠佳。

（4）临床表现为颈、肩痛，伴头晕、头痛、耳鸣眩晕，确诊颈部椎间盘变性、包容性突出、交感型颈椎病，排除耳鼻喉科及其他内科疾病的患者。

（5）影像学CT或MRI显示1～3个间隙颈部椎间盘膨出或包容性突出，颈椎骨质增生、退变较轻者。椎体间隙宽度在相邻正常间隙一半以上者。

（二）禁忌证

（1）骨性椎管狭窄、后纵韧带或突出椎间盘钙化。

（2）非包容性颈部椎间盘突出或脱出。

（3）颈髓受压变性，有锥体束征的脊髓型颈椎病的患者。

（4）椎体间隙明显变窄，宽度小于相邻正常间隙一半者。

（5）其他一般手术禁忌证，如精神异常，心理障碍，心、肝、肾、肺功能严重障碍，凝血功能障碍。

（三）操作方法

1.术前准备

常规术前检查，排除手术禁忌证。常见准备有以下9方面。

（1）评估患者精神心理状态、配合能力。

（2）颈部术野检查，排除局部感染灶存在。

（3）心肺功能检查手术耐受能力评估，心电图、胸片、日常活动能力。

（4）抽血检查，化验凝血功能、血常规、血型、血生化等。

（5）颈椎X射线片、MRI、CT资料。

（6）操作前应终止非甾体消炎镇痛药和抗凝药物的应用。

（7）术前禁食6 h。

（8）术前检查预备好术中仪器设备。治疗必备的设备有：C形臂X射线机，Arthro Care System2000主机，Perc-DC气化棒，19 G颈部椎间盘专用穿刺针（编号K7908-01套装）。

第九，术前应向患者解释手术过程及风险并让患者签署知情同意书。手术在局部麻醉下进行。这样可与患者进行沟通，以便尽早识别任何可能发生的并发症，并在必要时做出迅速的反应。术前跟患者说明配合要求。

2.手术操作

（1）体位及入路穿刺

仰卧位，透视下体外克氏针定位病变间隙，并标记。使用前外侧颈部椎间盘造影入路。颈部术野常规消毒、铺无菌巾。局部麻醉，C形臂X射线机透视引导下在气管与颈动脉辅之间椎间盘正中置针，正侧位透视均位于中点。穿刺针刺入时瞄准椎间盘中心。在前后位和侧位X射线透视确认穿刺针位置正确。推动针杆上的绿色标记，使其与皮肤接触。拔出穿刺针的针芯，在X射线引导下置入Perc-DC气化棒。用X射线透视观察刀头穿出穿刺针前端的过程。将气化棒旋紧在穿刺针后端。前后位和侧位用X射线确认刀头前端位置。

（2）消融成形操作

在主机上将输出能量设为2挡或3挡。将气化棒连接电缆。踩下热凝踏板0.5 s，如有刺激症状出现，应立即停止，然后重置刀头。如无刺激症状出现，以一只手持穿刺针的后端，另一只手持气化棒的后部，踩下消融踏板并持续5～10 s，同时将气化棒沿顺时针和逆时针方向各旋转180°。如需进一步消融强化，将刀头和穿刺针一同回撤2 mm，前后位和侧位透视确认刀头位置在髓核内。重复消融成形步骤。在完成消融后，先从穿刺针中旋转拔出刀头，再拔出穿刺针。术毕，消毒穿刺口，小敷贴覆盖。

（四）并发症

尽管颈椎低温等离子髓核消融术属于微创手术，但同样存在潜在的风险和并发症。

1.脊髓神经根刺激损伤

注意在X射线透视监视下谨慎穿刺，防止穿刺超越椎间盘范围，消融之前先踩压冷凝脚踏，瞬间即松开，患者如有神经刺激症状等特殊不适出现，稍微退刀头再试，直至无特殊不适。

2.血管损伤及血肿形成

意外伤及颈部大血肿可导致血肿，压迫气管，造成窒息。操作时把颈动脉鞘确实拨向外侧，避免刺伤，术后颈部穿刺处小沙袋压迫3 h，并严密观察24 h，预防颈部大血肿形成。

3.感染

感染包括穿刺伤口感染、椎间盘炎，应严格无菌操作，保持穿刺伤口清洁无菌，术后预防性使用抗生素2 d可以预防感染。

（五）手术后处理

术后严密观察颈部穿刺部位情况24 h，必要时用小沙袋压迫，防止血肿形成压迫颈部气管造成窒息。

预防性使用抗生素2 d，2 d后揭去穿刺伤口小敷贴，正常洗浴。

术后3 d出院。用颈托保护颈椎并休息1～3周。3周后逐渐增加非剧烈体育运动，增强颈部肌肉保护颈椎功能，预防复发。

三、腰椎间盘低温等离子消融术

（一）适应证

低温等离子消融术的主要治疗作用机制是降低椎间盘内压，同时消除一部分致痛因子，减少或解除对受累神经的刺激，从而产生治疗作用。本技术适应证如下。

（1）青、中年患者较适合，老年患者退变较重，治疗效果欠佳。

（2）病程一般在4年以内，药物、物理治疗、推拿等非手术治疗6个月，效果欠佳者。病程较长患者，由椎间盘退变、突出引发椎间盘不稳，引起骨质增生、突出部分钙化，致其疗效下降。

（3）神经张力试验呈阳性，有下肢放射痛的根性症状患者效果更明显。

（4）MRI显示腰椎间盘退变、包容性突出，无神经根受压或仅有轻度受压（椎间盘突出小于6 mm），属于中央型的突出或小的旁侧型突出，病变椎间盘高度保留75%以上。

（5）腰椎间盘造影呈阳性，属于包容性椎间盘突出，能复制出腰腿痛。

（二）禁忌证

（1）骨性椎管狭窄，后纵韧带或突出椎间盘钙化。

（2）非包容性腰椎间盘大的突出（椎间盘突出大于6 mm）或脱出。

（3）老年患者，年龄大于50岁，腰椎骨刺、增生、退变较重者。

（4）椎体间隙明显变窄，高度小于正常75%者。

（5）其他一般手术禁忌证，如精神异常，心理障碍，心、肝、肾、肺功能严重障碍，凝血功能障碍。

其中，前4项为相对禁忌证。

（三）操作方法

1.术前准备

（1）术前应向患者及其家属说明手术过程、风险、手术有效率，并让患者签署知情同意书。

（2）向患者解释椎间盘造影可能出现腰腿痛的复制情况。

（3）心肺功能检查，手术耐受能力评估，确定患者能持续俯卧半小时以上。

（4）复习确定凝血功能、血常规、血型、血生化等资料齐备，无手术禁忌。心电图、胸片、腰椎X射线片、MRI、CT等资料备齐。

（5）操作前2天应终止非甾体类消炎镇痛药和抗凝药物的应用。

（6）造影剂过敏试验，抗生素过敏试验。

（7）手术室前30 min肌注5 mg地西泮。

（8）术前禁食6 h。

（9）术前检查预备好术中仪器设备，必备的设备有C形臂X射线机，Arthro Care System2000主机，Pere-DLE spine气化棒，17 G脊柱穿刺针（编号K7913-01刀头及穿刺针套）。

2.手术操作

（1）体位及消毒

患者取俯卧位，腰背部术野常规消毒，铺无菌巾。

（2）透视定位穿刺点

用克氏针置于腰部皮肤，C形臂X射线机辅助确定目标椎体间隙，用后外侧椎间盘造影入路，在患侧距中线8～10 cm处选择穿刺点。

使用Pere-DLE套装的17 G穿刺针。在穿刺前，先退出穿刺针内的针芯，然后将等离子刀头置入穿刺针。在穿刺针内向前推动等离子体刀头，直至刀头尾部深色参照标记的前端到穿刺针后缘。这是打孔消融时的最近位置。刀头的工作电极应超出穿刺针头端。从穿刺针中抽出等离子体刀头，并放回针芯。

（3）局部麻醉透视下椎间盘穿刺

穿刺点皮下至椎旁软组织用1%利多卡因5～10 mL浸润麻醉。穿刺针与皮肤成35°～45°刺入椎间盘，拔出穿刺针芯，选择椎间盘外层纤维环未破裂同时能复制出临床症状的为进行髓核成形的目标间盘。

（4）用X射线设备从前后位和侧位判断穿刺针位置正确

前后位：针头位于椎弓根内侧缘。侧位：针头位于椎体间隙后部1/3～1/4。

（5）安置等离子刀头

①将等离子刀头置入穿刺针内并向前推进，直至深色参照标记到达穿刺针后缘。这样确保刀头前端的工作部分已超出穿刺针头，进入髓核组织内。②将穿刺针和刀头一起抽回约2 mm。③标记刀杆上参照标记的位置。此位置即为打孔消融时的最近位置。④继续将刀头推入髓核组织，当刀头推进阻力突然加大时停止，此位置即为打孔消融时最远位置，用刀头限定夹锁定。⑤将刀头撤回到标记好的最近位置，便可开始打孔消融了。

（6）打孔消融

①将刀头手柄上的圆点定位在12点钟位置。②踩踏"coblation"键，在消融方式下，将刀头推进到预定好的深度，即刀头限定夹的位置。③踩踏"coagulation"键，在热凝方式下，回撤刀头至刀杆消融最近点标记与穿刺针后

缘对齐时的位置。④转动刀头手柄使圆点到达2点钟位置，重复上述②③步骤。⑤继续在4、6、8、10点钟的位置打孔。⑥打孔结束后，从穿刺针中抽出刀头，后拔出穿刺针。消毒穿刺点，贴无菌敷料。

（四）并发症

尽管该方法属于微创手术，但同样存在潜在的风险和并发症。

1.腰脊神经根损伤

注意在X射线透视监视下按预定线路谨慎穿刺，防止穿刺超越间盘范围，消融之前先踩压冷凝脚踏瞬间即松开，患者如有神经刺激症状等特殊不适出现，调整刀头方向再试，直至无特殊不适。打孔中，若患者突感剧烈疼痛，应立即停止，然后用X射线确认一切是否正常，再次开始时，若患者仍然疼痛难忍，则必须停止手术，若神经直接和Perc-DC气化棒接触，可能造成神经受损。

2.血管损伤及血肿形成

罕有类似并发症。

3.感染

感染包括穿刺伤口感染、椎间盘炎，应严格无菌操作，保持穿刺伤口清洁无菌，术后预防性使用抗生素1～2 d可以预防感染。

（五）手术后处理

术后用抗生素1～2 d。康复训练：术后尽量不起坐、下地，卧床休息3 d，术后第2天即开始主动和被动直腿抬高锻炼；第3天后即可下地正常活动，并开始循序渐进进行系统化腰背肌过伸的功能锻炼，多做散步、快步走锻炼；3个月内避免久坐、弯腰抬重等活动。

四、等离子体消融与皱缩的优点

（1）刀头前端形成的低温等离子体薄层，能够精确地消融髓核组织，并具备其他技术不可比拟的优势。

（2）等离子体消融仅产生53 ℃的温度，刀头表面1 mm以外温度低于43 ℃，在正确操作的情况下，不会对周围其他组织产生热损伤。

（3）具有实时消融功能，术中即可显出减压效果。

（4）与以往通过高温使组织坏死的热皱缩技术不同，等离子刀可以将温度精确控制在60～70 ℃，使胶原蛋白分子螺旋结构皱缩，从而达到成形作用，而不影响细胞活性。

（5）刀头均采用双极结构，电场不会深入患者体内，具有极高的安全系数。

第六节　硬膜外腔镜技术

一、原理

硬膜外腔镜技术是一项比较新颖的通过微创的影像手段来进行诊断和治疗硬膜外疾病引起的腰腿疼痛的内镜操作技术。

硬膜外腔镜技术是一种三维、实时、可视彩色影像系统，可直视椎管内组织结构，作为一种特殊诊断与治疗工具为包括手术在内的临床诊断与治疗提供依据。利用该项技术能够证实某些疼痛潜在的原因，诸如硬膜外腔粘连、神经根水肿、硬膜外腔受压、解剖变异、神经根或血管异常，还可采用腔镜所带的工具将椎管内的"病根"拿掉。因此，该技术在慢性腰腿疼痛的诊治上提供了一种全新的具有发展前途的选择。

硬膜外腔镜技术能够辨别引起下腰痛、放射性腰腿痛和其他疼痛综合征的可能原因，从而进行准确的诊断。

（一）作用机制

（1）利用注入硬膜外腔液体的容量效应和静水压对硬膜外腔进行扩张。

（2）通过腔镜对病变部位定位后，利用腔镜尖端在病变部位进行机械分离，消除粘连带、阻碍药物穿透的病理结构和异常的解剖组织。

（3）将类固醇激素、透明质酸酶、局部麻醉药等治疗药物直接注射到病变部位，以期达到消炎镇痛的功效。

（二）硬膜外腔纤维化粘连可能的原因

硬膜外腔纤维化粘连是造成腰腿痛的主要原因之一。经硬膜外腔镜粘连松解术是硬膜外腔镜技术操作中最重要的组成部分。造成硬膜外腔纤维化粘连可能的原因有以下3个。

（1）髓核从破裂的纤维环泄露到硬膜外腔或纤维环破裂后的炎症反应。已有研究表明，存在于破裂髓核的细胞因子可引起损伤神经的神经病理性疼痛，这些物质持续性刺激病变区域的炎性过程，造成了化学性神经根炎的延续。

（2）椎间盘突出后出现的持续性神经根痛，可能是由压迫或硬膜外腔粘连和纤维化引起的牵拉造成的。

（3）神经根周围的瘢痕引起了神经根微循环的障碍，导致神经根缺血和神经传导功能的异常。

目前的诊断技术如CT、MRI、椎管造影和肌电图等，均不能发现这种硬膜外腔的软组织病理性变化。硬膜外腔粘连最常发生于脊柱外科手术后和硬膜外腔麻醉或阻滞治疗后，但也会出现在没有手术史或治疗史的患者身上，这已被硬膜外腔镜所证实。以前没有手术史或治疗史的慢性腰腿痛患者，显示了大量的硬膜外腔粘连和纤维化。

二、适应证

硬膜外腔镜的适应证是随着技术的不断进步，以及人们对其认识的不断丰富而发展的。硬膜外腔镜技术的主要适应证是慢性疼痛综合征。主要包括以下内容。

（1）难治性腰痛。

（2）难治性腰腿痛。

（3）与缺血性神经炎有关的硬膜外腔粘连。

（4）继发性的腰椎管狭窄症。

（5）背部手术失败综合征。

（6）神经根、硬膜外间隙异常的诊断。

（7）术后病理性改变的诊断。

（8）病变神经根激素注射。

（9）高张盐水注射治疗粘连。

（10）断裂硬膜外导管的取出。

（11）硬膜外血肿或脓肿的冲洗和引流。

（12）取标本活检、精确放置某些装置等。

三、禁忌证

硬膜外腔镜技术的绝对和相对禁忌证包括以下内容。

（1）对局部麻醉药、造影剂过敏。

（2）凝血障碍。

（3）穿刺部位及周围有感染或肿瘤。

（4）尚未控制的高血压、心血管危象。

（5）脑血管占位病变，颅内压增高，神经病变。

（6）明显的膀胱功能障碍。

（7）骶裂孔狭小或闭锁畸形。

（8）青光眼和视网膜病变。

（9）非硬膜外腔的病变。

（10）一般状态差，重要脏器功能衰竭或免疫功能低下。

（11）患者拒绝或不能配合手术。

四、操作方法

（一）术前准备

（1）在进行硬膜外腔镜操作前，必须对患者进行全面体格检查。回顾、阅读患者的影像资料，包括腰骶部X射线片和MRI资料。

（2）术前停用非甾体类消炎镇痛药和抗凝药物，常规检查患者的血常规、凝血常规等实验室检查。

（3）术前腰骶部备皮，禁食8 h。

（4）术前向患者解释手术过程及风险，签署手术知情同意书。

（二）操作步骤

（1）患者取腹下垫枕俯卧位。

（2）经骶尾韧带做一个皮肤和皮下组织的小切口。

（3）用硬膜外穿刺针经骶裂孔穿刺，阻力消失和X射线侧位片证实针尖位于骶管腔后，放置导引丝，正位X射线证实导引丝向头端直行，置入扩张管扩张皮肤和皮下组织、韧带，退出扩张管，沿导引丝放置引导导管。

（4）经引导导管注射造影剂5～10 mL，观察造影剂在硬膜外腔的分布。

（5）连接硬膜外腔镜光导纤维，连接加压生理盐水通道，经过引导导管置入硬膜外腔镜。

（6）操作过程中结合X射线透视和造影，确定硬膜外腔镜的位置和协助诊断。通过硬膜外腔镜了解和观察硬膜外腔的结构和病理改变，并且进行粘连组织的分离。

五、并发症及注意事项

硬膜外腔镜置入后应在45 min内完成操作，以防止因静水压升高而发生脊髓受压。操作结束后应严密观察患者，特别是神经系统的观察。任何新的异常情况，应寻找原因并密切观察，及时处理，必要时进行MRI检查并及时请相关科室会诊。

（1）疼痛。往往是自限性的。

（2）视觉缺失（失明）、其他视觉改变、腰椎穿刺后头痛、局部出血、感染和过敏反应等。有可能是硬膜外血肿、脊髓缺血和颅内压升高的预兆。

（3）轻瘫和麻痹。可能混淆穿刺损伤、硬膜外血肿、颅内压升高、缺血或神经损伤。

（4）感染。建议患者术前清洁，预防性应用抗生素，手术严格无菌技术，术后保持穿刺部位的干燥清洁，等等。

第四章

神经病理性疼痛微创治疗

第一节　脊髓丘脑前外侧束切断术

一、原理

脊髓前外侧束主要为脊髓丘脑侧束，位于脊髓的前外侧$1/4$象限，是痛觉和温度觉的主要传入通路。切断脊髓前外侧束可以阻断痛觉的二级传导通路，也可以阻断非特异性痛觉传导通路，疗效较为肯定。

二、适应证

（1）适用于解除各种原因所致的躯体及内脏疼痛。

（2）上肢、上腹部和胸部的疼痛一般做C_2水平切断。

（3）下腹部、会阴部、下肢的疼痛宜做T_2水平的切断。

三、禁忌证

（1）一般状况较差，存在严重的呼吸、循环功能障碍，以及有肝脏、肾脏或凝血功能衰竭而不能耐受手术者。

（2）手术部位或其附近存在感染灶、血管畸形及其他性质难以明确的病变者。

（3）疼痛的范围、性质和程度等经常变化不定者。

（4）急性疼痛一般不首选外科手术治疗。

四、手术方法

（1）术前准备。所有患者术前常规行正侧位X射线片和CT扫描，必要时行MRI检查。检查凝血常规、血常规。

（2）手术一般在局部麻醉下进行，有利于术中随时观察镇痛平面的变化和肢体的运动功能，避免损伤脊髓的皮质脊髓束。患者一般取侧卧位或俯卧位，后正中切口，切除C_2～C_3或T_1～T_2的棘突和椎板，纵行切开硬脊膜。

（3）在脊髓的上下两个神经根之间找到齿状韧带，其基底部应位于脊神经前根和后根之间的中点。齿状韧带前方为脊髓前外侧束，后方为锥体束。在齿状韧带前方，用锋利的尖刀片将脊髓切开至前根的内侧，切开深度不能超过4.5 mm，可以重复切割2～3次。

五、注意事项和不良反应

（1）术中可以用蚊式血管钳钳住齿状韧带，牵拉脊髓向后旋转45°，使脊髓前外侧充分显露，以便于手术切断脊髓前外侧束。

（2）行双侧脊髓前外侧束切断术时，两侧脊髓的切口不能在同一水平上，上下至少要相差2 cm，否则会影响脊髓的血供，导致严重并发症。最好分两次完成两侧的脊髓前外侧束切断，时间间隔2周以上。

（3）双侧脊髓前外侧束切断术可能出现肢体轻瘫、大小便功能障碍、性功能障碍等并发症，尤其是两侧颈髓前外侧束切断术较容易造成呼吸肌麻痹，出现呼吸功能障碍，严重者可引起患者死亡。因此，双侧脊髓前外侧束切断术应慎重。

（4）几乎所有的脊髓前外侧束切断术都用于治疗癌性疼痛，大约2／3患者的疼痛区域在躯体下部，而不是躯体上部。单侧手术后有70%～90%的患者疼痛立刻减轻，而双侧手术后疼痛即刻缓解的只占40%～78%。

（5）单侧手术并发症的发生率为3%，双侧则为20%。轻瘫和泌尿功能并发症发生率较高（10%～20%）。

第二节　脑垂体的神经毁损术

一、原理

脑垂体的神经毁损术是在乳腺癌行脑垂体摘除术后，无论肿瘤是否消失均能使疼痛消除这一事实的启发下提出的。1981年，召开了以脑垂体乙醇阻滞为专题的国际专题研讨会。很多研究认为是乙醇激活了垂体的疼痛抑制系统，从而实现镇痛。

二、适应证

主要适用于肿瘤广泛转移与扩散患者的疼痛治疗，尤其对乳腺癌和前列腺癌引起的疼痛效果好，特别是经其他方法不能解除疼痛之患者。

（1）癌性疼痛。

（2）全身性难治性疼痛。

（3）用于激素依赖性肿瘤比非激素依赖性肿瘤镇痛效果好，持续时间长。

（4）骨转移肿瘤者效果好。

（5）疼痛复发可再次手术。

（6）手术后疼痛综合征。

（7）顽固性内脏痛。

（8）神经源性疼痛。

（9）全身性关节痛、类风湿关节炎性疼痛。

（10）中枢性疼痛。

（11）幻肢痛。

（12）帕金森病性疼痛。

（13）脊髓空洞症性疼痛。

（14）复杂性区域疼痛综合征。

三、禁忌证

（1）近期可能死亡的患者。

（2）鼻腔、蝶窦内有感染者。

（3）蝶窦出血者。

（4）蝶鞍有骨性化者。

四、操作方法

（1）术前准备。所有患者术前常规行颅脑CT扫描，必要时行MRI检查。检查凝血常规。

（2）一般取仰卧位。

（3）全身麻醉。

（4）选择右或左侧鼻腔进行穿刺，患者平卧在C形臂X射线机台上，进行全身麻醉后，在C形臂X射线机监视介入下，用NALP专用双重套针进行穿刺，经下鼻甲、中鼻甲、筛窦、蝶窦，到达鞍底，用锤子轻轻叩打，穿入鞍底，此时取出外套针的针芯，经外套针再插入内套针，此针卡在3 mm以内时针尖恰好到达脑垂体前缘，取出内套针的针芯，若无脑脊液、血液向外流出，则注射碘海醇造影剂，确认其阴影正确后，注入99.5%无水乙醇或5%～10%酚甘油1.8～2.0 mL于脑下垂体，操作完毕。

五、注意事项和不良反应

（1）患者可能出现一过性头痛、食欲亢进、兴奋等症状，大约半数患者出现尿崩症状，一般持续大约2周后消失。术前给予氢化可的松并在术后长期应用生理维持量可避免。术后使用吲哚美辛栓剂，限制饮水，使尿量减少，可控制尿崩症。

（2）感染。晚期肿瘤患者体质较差，阻滞前后又需要应用糖皮质激素，一旦操作中带入细菌，极易发生感染，故应严格无菌操作。

（3）眼外肌麻痹。由穿刺针损伤动眼神经所致。在正中线穿刺可防止穿刺针引起的机械损伤。视交叉部受乙醇浸润而发生的视野不全者大约占7.6%，一且发生则难以治愈。

第三节　脊髓电刺激疗法

一、原理

脊髓电刺激（SCS）是将电极植入椎管内，以脉冲电流刺激脊髓后柱以减轻或缓解症状的方法。

脊髓刺激器的整套神经刺激系统包括刺激电极、延长导线和电脉冲发生器。刺激电极植入硬膜外腔后，由电脉冲发生器发生电流，经延长导线到达电极，刺激脊髓神经达到治疗效果。电极有单极、双极及多极阵列等多种，多电极可增加电场的刺激范围和部位，从而提高了操作的成果和疗效。

电脉冲发生器的参数设定、开启、关闭均由体外监测控制器调控。刺激范围可为0.1～1.0 ms，1～120 Hz，0～10 V，最大输出电压为10 V。电极插入后的定位，以受刺激节段支配的肌肉发生颤搐为标准。如果电极尖端恰在正中，双侧均有颤搐。操作时应借助射X线透视或CT扫描。

充分确认镇痛效果后，把发生器埋入上腹部皮下并与插入导线相连。近来上市的内置式微处理器，皮下埋置发生器部分的体积更小，带有患者自控按钮，可根据患者经常选择的参数自动制定刺激方案。治疗中多采用1 ms以下矩形波，但频率可不同。硬膜外电刺激为低频电刺激，100 Hz以上高频虽有镇痛效果，但有肌张力亢进症状，难以应用。用50 Hz以下的低频率刺激，受刺激节段支配部位有推拿感、感觉缺失，减退区有从受刺激节段向颈部扩展趋势。

关于脊髓电刺激的作用机制有许多理论，包括门控机制的激活、脊髓丘脑通路的传导阻断、脊髓以上机制的激活、交感传出神经的中枢抑制性机制及神经调质的激活或释放等。

（一）门控机制

该理论的基本前提是对粗纤维信息的接收，如触觉和振动觉，将关闭接受细纤维信息的"门"，即对脊髓后柱的A-β纤维传入脊髓的。这些纤维终止于背角的胶质，即脊髓的"门"。该理论认为，在外周，疼痛的"电-化学"痛性信息是通过直径较细的无髓鞘的C纤维，还有少量的有髓鞘的A-纤维的电刺激，可逆行抑制被刺激的脊髓节段细纤维痛觉信息的接收，学者们将这称为脊髓后柱刺激（DCS）。现在已知这种电刺激抑制痛觉的现象，不仅在脊髓后柱，在脊神经后根部及脊髓的其他部位也有这种现象。故脊髓后柱刺激一词现已为"脊髓电刺激"取代。

外周神经对电刺激的反应，以及皮肤疼痛感受器对机械刺激的反应，均可产生类似DCS的神经抑制。但在脊髓后柱受到损伤的情况下，DCS的神经抑制作用，在损伤平面以下消失，而损伤侧柱则没有影响。

与此类似的，海德韦克（Handwerker）等对麻醉猫的单侧背角神经元进行研究，发现电刺激皮肤有鞘传入神经纤维，可对背角内细胞（对有害的辐射热刺激有反应，对低阈值皮肤机械刺激感受器的输入也有反应）的放电现象具有抑制作用。

（二）脊髓丘脑通路的传导阻断

脊髓刺激可节段性地抑制疼痛的另一个理论是，刺激阻断了脊髓丘脑通路上的电化学信号的传导。电流在通过脊髓局部时，受刺激的神经元可产生某些信息传导功能的改变，而这种改变主要表现为痛觉的神经传导功能受阻。

（三）脊髓以上机制的激活

刺激脊髓可使脊髓上位神经元发生变化，影响痛觉的传导或调制。萨阿德（Saade）等研究了刺激脊髓上位中枢可能产生的效应，在刺激电极的尾端切断后柱，应用两种类型的大鼠疼痛试验模型，甩尾试验和甲醛试验，分别代表了两类不同的神经生理机制，即相位性疼痛与紧张性疼痛。以长期植入的电极（头端朝向，双侧后柱损伤）刺激后柱，结果显示，两种痛觉试验模型，相位性疼痛与紧张性疼痛，后柱刺激均有明确的镇痛作用。有学者认为镇痛作用与激动了脊髓上位的痛觉调制中枢有关。

（四）交感传出神经的中枢抑制性机制

在动物模型与人体试验中，都观察到类似血管舒张的现象，故推测可能与SCS激活了影响交感传出神经的中枢抑制性机制有关。这些血管舒张反应可能继发于SCS缓解疼痛后的效果，也可能继发于对细小的传入纤维的逆向影响，还可能继发于对中枢对交感从脊髓传出的神经生理机制的直接作用。

SCS反应性血管舒张，另一种可能的机制是这种刺激使血管舒张物质释放出来，如血管活性肽、P物质，或降钙素基因相关肽。最近，克罗姆（Croom）等已发现，高频刺激时的外周血管舒张，实际上是逆行激动了后根内的C纤维，引起了外周降钙素基因相关肽的释放，从而导致刺激诱导的血管舒张。

SCS在动物实验中引起的血管舒张，也在临床应用该项技术治疗外周血管疾病时引起疼痛，得到很好的验证。对血管闭塞性或血管痉挛性疾病的患者，SCS后疼痛明显减轻，疼痛性缺血性溃疡显著愈合。

（五）神经调质的激活或释放

促脂解素含量增加氨基丁酸（GABA）神经元高度参与SCS的镇痛机制，传入性伤害性刺激可以通过γ-GABA来缓解。在猫和鼠的单神经元病变模型中，SCS可以刺激脊髓后角释放神经递质。触觉性痛觉过敏，一种常见的神经源性疼痛，与GABA减少有关。SCS通过增加脊髓后角GABA的释放可以明显抑制触觉性痛觉过敏。同时GABAB系统显示：由于SCS对GABAB系统的刺激，兴奋性氨基酸-谷氨酸、天门冬氨酸在脊髓后角的释放减少。另外腺苷也可能参与。

二、适应证

（1）背部手术失败综合征。

（2）复杂性区域性疼痛综合征。

（3）带状疱疹后遗神经痛。

（4）幻肢痛。

（5）末梢血运循环障碍性病变。

（6）周围神经损伤后疼痛。

（7）某些疾病的神经功能恢复，如多发性硬化、亚急性视神经脊髓病变等。

（8）脊髓损伤。

（9）心绞痛。

三、禁忌证

（1）具有感染、菌血症或败血症者。

（2）对刺激电极所含的某种材料产生过敏反应者。

（3）患者刺激电极导入所选部位体组织不宜此类操作，或者患者所选部位曾经做过放疗处理。

（4）有静脉血栓病史者。

（5）肝素诱发血小板缺乏症者。

四、手术操作

（一）筛选测试

患者取俯卧位，局部麻醉下进行操作。用硬膜外穿刺针或 Touhy 套管针穿刺至硬膜外腔，在 X 射线透视下将临时试验电极经套管针送入硬膜外腔，直至临时试验电极到达需要的部位。可用 X 射线透视、躯体诱发电位、计算机控制系统准确定位。一般上肢疼痛时，临时试验电极的末端在颈 4 椎体水平，下肢在胸 12 椎体水平，并根据患者的症状调整电极的位置。将电极的连接导线与体外发射器相连，给予刺激后产生异感，同时设置刺激的振幅、脉宽、频率、电极，使异感尽可能覆盖整个或大部分疼痛区域，然后将导线电极留在该位固定，拔出套管针观察。应用肌电诱发电位仪确定电极的部位，可以使电极的置入定位更加精确可靠。这些临时置入的电极在硬膜外腔内的保留，一般不应超过 10 d。疼痛评估采用视觉模拟评分法（VAS），若疼痛缓解达 50% 以上、生活质量显著改善、镇痛药物用量明显减少，则表明测试成功，可进行永久性埋植神经刺激系统。

（二）具体的步骤

（1）患者准备：术前应进行较为全面的健康教育，尤其是疼痛学方面的相关知识，使患者一定要认识到疼痛的多样性，疼痛的本质是由感觉和情绪组成的。这一点在评价疼痛缓解度方面极为重要。术前检查方面，除一般外科术前检查外，要着重了解患者的椎管内情况，特别是拟定穿刺间隙及刺激电极走行方向是否通畅，相应脊髓节段有无病变等。

（2）患者一般采取俯卧位、开放静脉、进行循环呼吸监测，常规消毒、铺巾。用C形臂X射线机X线透视法确定适合的穿刺椎间隙，并在皮肤上做相应进针穿刺点标记。

（3）1%利多卡因局部麻醉手术区域。

（4）从标记的椎间隙穿刺Tuohy针，向头部进针，倾斜角度小于45°。在透视下确认进针位置。如果患者疼痛范围较大，可选择使用两个电极，这时需要穿刺两根Tuohy针，两根穿刺针可以平行或者相差一个阶段。

（5）应用阻力消失法及X射线确认穿刺针进入硬膜外腔。

（6）导入临时测试电极，并在透视下确认位置。若临时刺激电极置入困难，可小心使用硬膜外导丝，在X射线引导下按预定方向探路，然后撤出导丝，再行电极植入。电极植入的位置为与疼痛范围相对应的脊髓节段，如下肢疼痛的电极置于T_{11}～L_1，心绞痛的电极置于T_1～T_2脊髓中线或左侧，上肢疼痛的电极置于C_4～C_5，头颈部疼痛的电极置于C_1～C_2。单侧疼痛者，电极置于同侧；双侧疼痛者，可将2根电极并列置于两侧。

（7）电极置入成功后，将电极末端与体外临时延伸导线、体外刺激器连接。

（8）进行测试，寻找患者主诉整个疼痛区都出现异常感觉的电极位置，即刺激所产生的麻刺感能完全或基本覆盖患者主诉疼痛范围。

（9）测试成功后，固定临时电极，为了防止电极移位，可将电极下端固定在腰背肌筋膜上。准备4～7 d的连续体外测试。

（10）永久植入：经过4～7 d的连续体外测试，疼痛程度明显缓解（VAS评分降低50%以上），生活质量明显提高，可考虑进行永久电极植入。刺激器一般埋于右前腹壁、肋缘下、髂后上棘下方或锁骨下方的皮下，通过导线经皮下隧道与电极相连。具体步骤：取出临时置入物，安放完整的SCS系统。患者俯卧位，用前述方法置入永久电极，背部切口并固定。之后再呈侧卧，在左或右下腹做一5 cm长的切口，形成皮下囊，此处安放电脉冲发生器。将导线经皮下隧道与背部切口的电极导线相连，要预留一部分导线置于刺激器下方，以免活动时牵拉电极导致移位，缝合两处切口。开通脉冲发生器发送刺激。

电极的准确置入对SCS治疗成功至关重要，但刺激参数设置及随访更不可忽视。识别阈是指患者开始感觉到刺激反应的电压；耐受阈是指患者感觉到刺激反应过强而产生不愉快感觉或诱发运动收缩时的电压；欲设置电压的范围即是耐受阈与识别阈之间的差值。当满意的电极位置及最佳刺激电压被选定后，下一步应选择刺激频率，尽管大多数患者选用20～100 Hz，但不同个体之间有时存在相当大的差异。波宽会对电压有一定程度的影响，有时需耗时4～5个月才能找到适合特定患者的最佳刺激参数。对慢性顽固性疼痛患者频率80～100 Hz，波宽100～210 μs，电压2～6 V。在以后的6～8周内，刺激参数仍须不断调整及仔细随访。

五、注意事项

（1）脊髓电极一般有针式电极和条状电极两种，经皮穿刺时多选用针式电极，电极植入后要稳妥固定，防止手术后发生电极移位。

（2）放置刺激电极的位置一般在脊髓的背侧，偏向患侧方向，有时也可以放在脊髓的腹侧或外侧。

（3）开放式手术直视下安装刺激电极，需切除部分椎板，多选用条状电极，可以将电极准确放置在相应脊柱节段的硬膜外间隙或硬膜下间隙，并固定在硬脊膜上。

（4）开始长期慢性脊髓电刺激治疗前，需要进行一定时间的试验治疗，若无效或不能获得满意的镇痛效果，应取出电极及相关装置，改用其他治疗方法。

（5）患者的评估与选择：精神病和人格错乱严重影响SCS的结果。纳尔逊（Nelson）等指出，MMPI-D（人格抑郁测量标准）越高，SCS的作用就越小。他们认为，尚未控制的精神错乱、具有自杀或杀人倾向、未被治疗的严重抑郁症、躯体征状失调、酒精或药物的依赖、严重的认知障碍都应排除使用SCS。在比利时，对100名患者进行了研究和精神病学的测定，没有测定保留的患者成功率高出3倍。此外，心理因素在慢性疼痛中有很重要的作用。

（6）患者及家属的宣教：接受SCS治疗的患者都是忍受了慢性疼痛相当一段时间，经历了多种方法、其中包括TENS（经皮电刺激）治疗失败的患者，他们渴望SCS的治疗，一些人甚至希望SCS能达到100％的疼痛缓解，彻底摆脱药物，解除理疗，使各种功能恢复。所以在实行SCS之前，对患者进行宣教，使患者理智、客观、现实地看待SCS的治疗十分必要。要让患者明了SCS的治疗目标是减轻疼痛而不是排除疼痛，减轻疼痛的程度为50％～70％。

六、不良反应和并发症

（一）仪器因素

没有一个系统是没有错误的，尤其是电极的移动，而且体外射频系统的天线易被损坏，几mm的电极移动即可导致失败，在经皮的电极系统中更易发生，约有20％～30％的概率。颈椎的活动度大，将电极缝合在硬膜上可增加可靠性。

（二）患者因素

1.电极进入椎管

一定要在C形臂X射线监测引导下进行操作，首先应明确电极是位于硬膜外腔还是蛛网膜下腔。当电极在蛛网膜下腔时，导线行进时几乎没有任何阻力，并且可以向两侧有很大幅度的摆动；而当导线在硬脊膜外腔时，只有通过特殊技巧才能行进。另外当电极位于蛛网膜下腔时，用极低的刺激强度即可诱发运动或感觉反应。可以借此判断电极的确切位置。

电极一旦穿破硬脊膜，导致脑脊液外渗常引发头痛。一些顽固性的脑脊液漏可表现为头痛和脉冲发生器处的脑脊液聚集。方法之一是让患者使用张力腹带压迫脉冲发生器及导线所经的路径2～3周，或行硬脊膜外腔自体血填充治疗。严重的患者应行手术探查并修补漏口。

2.硬脊膜血肿

硬脊膜血肿多见于椎板切除术后，可造成继发性脊髓压迫损伤。操作中的神经根或脊髓损伤，均是SCS中极为严重的并发症。为了提高电极置入位置的准确性并减少损伤等并发症，应尽可能采用穿刺法植入电极，现已有报告用硬膜外腔镜技术引入SCS电极，这样可以在明视下进行操作。

3.电极移位

电极移位通常发生于置入后数天内。目前所用的经皮电极的移位发生概率明显高于板式电极。一些学者认为电极置入点至少要低于靶点水平2个脊髓节段以上，使电极在硬脊膜外腔内具有一定长度，有利于其位置稳定并减少移位。

4.感染

约5%的患者发生感染，大多数为表浅的，对IPG或接收装置有影响，但不必摘除整个系统，而且硬膜外感染极少。糖尿病患者感染率较高。但有些报道则认为置入装置的感染发生率为0.5%～15%。而且常累及脉冲发生器和射频接收器，以及连结电极的导线，偶尔也累及硬脊膜外腔。感染可发生于置入后数天至数年内，表现为置入装置表面区皮肤的顽固性红肿及压痛。对于这种顽固性感染的最终办法是摘除整个系统并给6周的静脉抗生素注射。一般行SCS时，术前和术后预防性地使用抗生素，降低术后感染的发生率。

（三）晚期失败

此外，还有一些难以解释的治疗失败。诺斯（North）和欧米斯（Ohnmeiss）等总结在最初 5 年内报道疼痛改善的平均数逐渐下降，近一半的患者在 2.1 年内镇痛效果下降。另一组显示，6 周内 53% 患者取得 50% 或更好的镇痛效果，1 ～ 2 年内降到只有 26%，表明了后期的失败。但 70% 患者仍然说他们愿意接受和推荐这个方法，因此"镇痛百分率"标记和对疼痛记忆的相互关系的可靠性的不足，但也说明 SCS 晚期失败并非技术问题。

第四节　鞘内输注疗法

一、原理

鞘内输注系统是将吗啡直接注入脑脊液中，而大脑和脊髓就浸于脑脊液中，而且脑脊液中的吗啡不易被代谢清除。因此，有研究证实蛛网膜下腔吗啡用药量只需口服剂量的1／300，即可达到同样的治疗效果。因此，自20世纪70年代鞘内镇痛首次用于临床至今，大量研究证实该方法对于中重度顽固性疼痛效果确切。目前，应用于鞘内的阿片与非阿片类药物主要为吗啡、氢吗啡酮、芬太尼、舒芬太尼、丁哌卡因、罗哌卡因、齐考诺肽、可乐定等，由于鞘内使用药物能够直接作用于脊髓及大脑中的多种离子通道及受体，避免了口服的首过效应及血脑屏障，鞘内药物用量远远低于全身给药量。

二、起源发展

目前癌痛的治疗多采用综合疗法，以1986年世界卫生组织（WHO）推荐的"三阶梯方案"为首选。然而，晚期癌症常伴随顽固性疼痛，即使经标准三阶梯治疗后仍然有20%的患者得不到有效缓解。针对这些顽固性疼痛的患者，临床上出现了新的思路——改良的癌痛治疗的"第四阶梯"有创治疗。

癌痛"第四阶梯"治疗方案：第四阶梯治疗即微创治疗，就是指对癌痛患者通过介入性的手术操作进行镇痛治疗，包括破坏性手术治疗和鞘内药物持续输注两种方法。

（一）破坏性手术治疗

神经、脊髓或大脑的破坏性手术治疗是通过破坏神经组织的传导达到镇痛目的，在临床上对癌症疼痛的患者适应证较少，遗留有严重的并发症，并不是目前第四阶梯癌痛治疗的主流方式。

（二）鞘内药物持续输注

鞘内药物持续输注是"第四阶梯"主流治疗方式。其作用原理：通过植入体内的输注泵将镇痛药物输注至蛛网膜下腔内，作用于脊髓的作用位点达到镇痛目的。其贮药泵可置于腹部皮下，蛛网膜下腔的导管可从脊柱经皮下隧道连接至药泵。

鞘内药物输注治疗各类顽固性疼痛在国外早已开展，并取得很好的临床效果，是国际公认的治疗顽固性疼痛的先进方法。

1981年，美国开展首例鞘内持续输注泵植入术治疗癌痛。1991年，FDA正式批准吗啡可用于鞘内输注。此后，该方法在国外被广泛用于各种慢性顽固性疼痛的治疗，至今全球已有20余万例。

目前临床用于鞘内药物输注的装置主要有两种：第一，植入式的鞘内药物输注泵；第二，植入式鞘内药物输注通道。

三、适应证

（1）癌痛：应考虑晚期癌症伴重度疼痛，预计其生存期应大于3个月，以姑息治疗为主，脑脊液循环通畅的患者。慢性顽固性癌痛患者全身给药疼痛缓解不理想，或者不能耐受全身给药的副作用，均可以采用鞘内镇痛药物治疗。患者主观愿意，采用鞘内输注系统。

（2）手术后顽固性腰腿痛。

（3）骨质疏松性疼痛。

（4）复杂性局灶性疼痛综合征。

（5）轴性躯干性疼痛。

（6）中枢性痉挛。

（7）其他如蛛网膜炎、带状疱疹后遗神经痛等。

四、禁忌证

（一）绝对禁忌证

（1）具有感染、菌血症或败血症。

（2）对埋入式输注系统或导管所含的某种材料产生过敏反应。

（3）手术部位的局部感染。

（4）尚未纠正的凝血障碍。

（5）静脉药物依赖。

（二）相对禁忌证

（1）患者导管导入所选部位体组织不宜此类操作或者患者所选部位曾经做过放疗处理。

（2）患者衰竭或者体形过瘦无法完成植入，如皮下脂肪过薄的患者就无法完成泵体囊袋的制作。

（3）接受抗凝治疗的患者需要慎重考虑，尽管这类患者并非鞘内药物输注的绝对禁忌，但是行任何有创操作之前都必须确保抗凝的状态已经得到逆转。

（4）对于有心理问题的患者应该等待心理问题解决后再行鞘内药物输注的手术。

（5）对于有药物成瘾的患者，在行鞘内药物输注之前应该更加仔细地评估。

五、操作方法

（一）鞘内药物输注系统的组成

鞘内药物输注系统的组成包括鞘内导管和药物输注泵。

（二）术前准备

（1）血常规、凝血机制无异常。

（2）脊柱MRI检查：穿刺部位无肿瘤侵犯或椎体及附件破坏导致穿刺受限，椎管内无占位性病变，脑脊液回流通畅。

（3）术前告知患者可能出现的并发症及副作用，签署特殊治疗知情同意书、特殊耗材使用知情同意书、镇痛装置使用知情同意书。

（4）患者疼痛、心理功能评估，合理的期望值，对治疗的了解和配合。

（三）术前测试

观察药物的疗效及副作用，蛛网膜下腔单次注射吗啡：未曾使用强阿片类药物的患者一般注入0.2～0.3 mg吗啡，正在使用阿片类药物的患者可一次注入等效于吗啡24 h口服剂量的1／600～1／400的剂量。观察给药后患者疼痛改善情况，给药后未出现严重不良反应且VAS评分较给药前显著降低者（疼痛缓缓解≥50%），表示测试成功。有专家指出，植入前测试不是必需的，关于术前测试目前还存在争议。

（四）手术操作

（1）取侧卧位。

（2）C形臂X射线机引导下经穿刺针导入导管。

（3）沿进针点切开腰背皮肤及皮下组织。

（4）缝合包、放置固定器。

（5）准备放置药泵的皮下袋。

（6）皮下隧道。

（7）固定药泵将多余导管盘于药泵后。

六、注意事项和不良反应

（1）药泵埋入深度不要超过2.5 cm，否则会影响体外程控。

（2）囊袋定位应远离上髂嵴、胸廓、腰带线等，尽量减少患者不适。

（3）感染。一般永久置入时感染机会并不多见。应按严格无菌操作，术后应用抗生素1周。泵储药器污染及再灌注时污染。

（4）导管打结、导管分离、导管泄漏、导管完全或部分闭合、导管移位或偏离、导管纤维化等。

（5）手术相关并发症：皮下游血和血肿、脊神经损伤、脊髓损伤、硬膜外出血和血肿、蛛网膜下腔出血。选择合理患者，调节癌痛患者生理状态至较佳水平，熟练仔细的手术操作，可最大限度地避免上述并发症的发生。

（6）镇痛效果不理想而不良反应明显时，建议药物轮换。不良反应在允许范围内而疗效下降时，建议加用辅助药物。

第五章

肌肉疼痛微创治疗

第一节　肩臂部肌筋膜疼痛的射频治疗

一、肩臂部肌筋膜疼痛概述

肩臂部肌筋膜疼痛是一种常见病，在解剖上多与颈部病变有关。肩臂部关节周围的肌筋膜群包括自上而下且由体表至深部的斜方肌、三角肌、肩胛提肌、冈下肌、冈上肌、大圆肌、小圆肌、菱形肌、下后锯肌。颈部病变包括颈椎肌筋膜损伤、颈椎小关节炎、颈椎间盘突出、椎体炎症，肩部或肩关节病变包括肩肘部肌筋膜急慢性损伤等。

支配肩臂部肌筋膜的主要神经包括颈神经后支和下部颈神经前支组成的臂丛。臂丛由第5～8颈神经及第1胸神经的前支组成，第4颈神经及第2胸神经也有分支参与。

（一）诊断明确

（1）肌筋膜病变即关节周围病变。

（2）关节内的软骨病变，如小关节、肩关节、肘关节等。

（3）脊柱源性病变包括椎间盘突出、终板炎、椎体炎、感染、占位病变。

（4）其他牵涉性痛包括心脏病、颅底病变、耳内病变、颈前组织疾病等。

（二）治疗原则

1.从外到内

不论患者是单种病致痛或多种病并存，疼痛科治疗原则是从浅入深、从简单到复杂。一旦明确肌筋膜病变是疼痛的主要原因，医生应首先解决肌筋膜疾病，而后再根据疗效与病情考虑是否治疗椎间盘或椎体的其他疾病。

2.安全第一

（1）理疗是基础

颈部解剖复杂，肌筋膜急性炎症能理疗就不微创，即使微创术后也需一段物理治疗巩固疗效。

（2）首选脉冲射频

肌筋膜微创松解首选脉冲射频，脉冲射频发挥了射频能辨别神经的优势，42 ℃就能很好松解肌筋膜瘢痕，并解决肌筋膜长期血流与营养的问题。

3.双极射频

双极射频的治疗范围从0.5 cm扩大到1.5 cm，多针联合的双极射频更加强并充分松解了挛缩的肌筋膜，加快了治疗速度，很少出现治疗松解不足而再次重复治疗的情况。

4.B超引导下穿刺

颈椎内有重要的组织如血管、胸膜、甲状腺等，射频能辨别神经，不能辨别血管与内脏。在颈部操作时强烈推荐在B超引导下缓慢穿刺，尽最大可能保护患者的安全。例如，冈上肌前面靠近肺尖，肩胛提肌在下颈椎横突及肩胛骨内上角，如误伤可引发气胸。

（三）舒适微创

任何有创治疗都会给患者带来疼痛不适，尤其是肌筋膜松解治疗需要在病变区插入多根针，故要注重治疗期间的镇痛治疗，采用多种措施，包括术前的经皮穴位电刺激、口服或肌注镇痛药物和镇静药、患者自控镇痛泵注药及术后针口水肿期疼痛的处理等。

二、肩胛提肌疼痛综合征射频治疗

（一）有关解剖

肩胛提肌位于颈项两侧，起于上4个颈椎的横突后结节，止于肩胛骨脊柱缘的冈上部分及肩胛骨上角。肌上部位于胸锁乳突肌深侧，下部位于斜方肌的深面，为一对带状长肌。肩胛提肌有上提肩胛骨并使肩胛骨下回旋的作用。肩胛提肌由肩胛背神经（$C_3 \sim C_5$节段）支配。因为肩胛提肌被斜方肌覆盖并毗邻胸锁乳突肌，毗邻脏器包括椎动脉等重要颈部血管、胸膜和肺，所以建议在B超引导下穿刺。

（二）病因

本病常由卧位看书，或使用手机、平板电脑时长时间维持不良姿势，或过度锻炼，或情绪紧张所致。生活中，过高或过低的扶手导致肩膀提高，枕头过低等导致该肌肉维持在缩短的状态，以及受寒，均可导致肩胛提肌疼痛。颈部急性肌肉挫伤损伤的众多肌肉中，肩胛提肌是常见受累及的肌肉。长时间使用背包和手提包可同时劳损斜方肌和肩胛提肌。

（三）临床表现

患者多有外伤史及劳损病史。局部疼痛，肩胛骨内侧明显，可向同侧胸部前上方放射，呈隐痛、酸痛、胀痛，夜间疼痛加重，可有肌肉紧张、痉挛和触及压痛点。压痛多在肩胛骨内上角区，同侧颈后区及斜方肌的侧缘也可出现压痛。影像学检查无明显异常。患者可出现间歇性肩部疼痛，但是上肢活动正常。

（四）诊断依据

（1）局部疼痛，肩胛骨内侧明显，可向同侧胸部前上方放射。
（2）肩胛骨内上角区，同侧颈后区及斜方肌的侧缘有压痛点。
（3）常与斜方肌疼痛合并出现。
（4）有外伤史，或长期肩膀不良姿势的劳损病史。
（5）试验性神经阻滞呈阳性。

（五）术前准备

1.术前签字

患者签署知情同意书。

2.术前用药

微创治疗及体位不适均会增加患者创伤，应术前采用镇静镇痛类药物，术中结合静脉患者自控强化麻醉，以及良好的局部浸润麻醉。建议使用短效的利多卡因加用罗哌卡因长效局部麻醉药。

3.仪器与射频套针

准备射频仪与10 cm长、5 mm裸露针尖的射频套针，B超仪。

（六）操作方法

1.穿刺

（1）体位

患者采取俯卧位、侧卧位或颈前屈坐位，卧位时胸前垫一薄枕。取坐位双手屈曲置于大腿，患者自觉舒适位置。充分暴露病变部位。

（2）皮肤标记

首先在患者肩部皮肤上画出肩胛冈及颈椎棘突、横突和结节。仔细检查患病肌群压痛点并在皮肤上标记。

（3）穿刺进针

常规消毒后，1%利多卡因加0.5%罗哌卡因混合液行皮肤、皮下至骨面的局部浸润麻醉。用10 cm长、5 mm裸露针尖的射频套针在皮肤标记处垂直或斜向肩胛骨内上角穿刺，回抽无气、无血液。在肩胛骨脊柱缘及颈部椎旁肌肉进行穿刺及射频。

（4）B超引导下穿刺

操作前建议使用线阵探头探查胸锁乳突肌、第1～4颈椎横突的后结节，使用彩色多普勒明确靶点穿刺相应颈椎节段血管走行，测量肌肉至体表深度，尤其明确肺尖部的位置后再对痛点进行射频治疗。胸膜及肺的外形一般在超声下如同"沙滩上的海浪"，嘱咐患者进行深呼吸，可增强成像及分辨。穿刺时，可使用平面外技术，定位需治疗的穿刺点后做好标记。标记点即为穿刺点，将标记点置于超声探头中点下缘1 cm，并逐步调整进针轨迹，到位后射频。如针尖触及骨质提示射频可以安全进行。

2.射频治疗

射频针穿刺到位后，在每点注射1%利多卡因1 mL。一般使用脉冲射频，以保护运动神经。每点脉冲射频42 ℃，维持120 s。如果采用射频消融则为50 ℃，维持60 s；或70 ℃，维持15 s。

（七）术后处理

1.镇痛

治疗后给予镇痛药口服，3～7 d。

2.理疗

术后24 h后，治疗区可予以微波、超声波或偏振红外热线理疗。

3.防感染

治疗部位48 h内避免污染。

4.再次松解

不同部位肌筋膜疼痛射频松解治疗可同时或隔天进行，同一部位的治疗需等待3～7 d后才能再次射频松解。

5.康复锻炼

治疗后1周后开始行患病肌功能锻炼，以巩固疗效。

（八）并发症与注意事项

1.穿刺操作损伤

穿刺操作会损伤重要神经、血管，有伤及颈动脉、静脉或椎动脉，以及脊神经、硬脊膜、蛛网膜或胸膜顶的可能。因此，要熟悉颈后部的局部解剖，注意穿刺针的穿刺方向和深度。为减少并发症，建议在B超引导下进行。

2.射频热凝损伤

此类损伤主要为射频热凝对局部神经的热损伤，导致局部皮肤感觉麻木等感觉异常表现，主要预防措施是皮肤以下使用低浓度局部麻醉药，在射频热凝前认真做好测试。

三、斜角肌疼痛综合征射频治疗

（一）有关解剖

斜角肌为颈部深层肌肉，位于脊柱的颈部两侧，由前、中、后斜角肌组成。前斜角肌起于第3～6颈椎横突前结节，止于第1肋骨斜角肌结节；中斜角肌起于第3～7颈椎横突后结节，止于第1肋骨中部上面（肌纤维由内上斜向外下）。前、中斜角肌之间有一个三角形间隙（称为斜角肌间隙），臂丛神经及血管束自此间隙通过。后斜角肌起于C_5、C_6横突后结节，止于第2肋骨，该肌受C_3、C_4神经前支支配。如肋骨固定，该肌单侧收缩，使颈部侧屈并回旋；双侧收缩，则使颈部前屈。若颈部固定，该肌收缩可上提第1、2肋骨，帮助呼吸。

（二）病因

本病多由头颈姿势或睡眠姿势不良，慢性劳损，颈部裸露着凉，或急性损伤后未完全痊愈转为慢性等所致。

（三）临床表现

临床表现多为放射性疼痛，常在肩、臂尺侧，伴麻木、蚁行感和局部压痛、胀痛。颈肩臂部疼痛无力，伤侧上肢上举时，疼痛减轻。严重病例或病程久者，疼痛可向耳后及上肢扩散，手部小鱼际部肌肉萎缩，产生感觉异常、伤侧上肢发凉、肿胀等神经、血管症状。手的握力降低，或持物功能丧失。

（四）诊断依据

（1）出现各种颈部相关的神经刺激或卡压症状，如肩臂疼痛无力、顽固性呃逆等。

（2）在第3～7颈椎的颈前横突上可有固定压痛，可在锁骨上窝处触及该肌钝厚、变硬、压痛并向上肢放射。亦有在第5～6颈椎横突处压痛并向耳后放散的病例。臂丛神经牵拉试验呈阳性。

（3）有颈部外伤或颈椎病史。

（4）X射线可见第7颈椎横突较长，B超或MRI可见斜角肌肥大或萎缩，肌电图可见脊神经干性损伤。

（5）在横突前压痛点注射局部麻醉药，可使疼痛缓解程度超过50%。

（五）术前准备

1.术前签字

患者签署知情同意书。

2.术前用药

微创治疗及体位不适均会增加患者创伤，应术前采用镇静镇痛类药物，术中结合静脉患者自控强化麻醉，以及良好的局部浸润麻醉。建议使用短效的利多卡因加用罗哌卡因长效局部麻醉药。

3.仪器与射频套针

准备好射频仪和10 cm长、5 mm裸露针尖的射频套针。尽量准备B超仪。

（六）穿刺操作方法

1.体位

患者仰卧位，头偏向健侧，胸背垫一薄枕。双手屈曲置于胸前自觉舒适位置。

2.皮肤标记

在胸锁乳突肌的后缘，触摸到有压痛感的横突，在皮肤上做标记。

3.局部麻醉与穿刺

常规皮肤消毒后用1%利多卡因加0.5%罗哌卡因混合液行皮肤局部麻醉，骨面用0.25%利多卡因加0.125%罗哌卡因混合液，以免高浓度局部麻醉药阻滞了脊神经或臂丛神经。在B超引导下，用5～10 cm长、5 mm裸露针尖的射频套针在压痛点处垂直刺入皮下后，开动运动电刺激2 Hz、1 V，针尖缓慢通过肌肉直至碰到横突部的骨突上。

（七）射频操作方法

（1）神经电刺激穿刺到位后，回抽无血。用频率50 Hz，1.0～1.5 V电压，2 Hz，1.0～1.5 V电压的电刺激不引发穿刺部位神经支配区域的异感和肌肉运动，确保穿刺针不靠近重要神经。

（2）射频治疗启动射频脉冲射频，每点42 ℃维持120 s；或使用射频高温热凝50 ℃维持60 s，或75 ℃维持15 s。

（八）术后处理

1.镇痛

治疗后给予镇痛药口服3～7 d。

2.理疗

术后24 h后，治疗区可予以微波、超声波或偏振红外热线理疗。

3.防感染

治疗部位48 h内避免污染。

4.再次松解

不同部位肌筋膜疼痛射频松解治疗可同时或隔天进行，同一部位的治疗需等待3～7 d后才能再次射频松解。

5.康复锻炼

治疗后1周后开始行患病肌功能锻炼以巩固疗效。

（九）并发症与注意事项

1.穿刺操作损伤

穿刺操作可能损伤重要神经、血管，有伤及颈动脉、静脉或椎动脉，以及脊神经或胸膜顶的可能。要熟悉颈前部的局部解剖，尽量在B超引导下进行，注意穿刺针的穿刺方向和深度。

2.射频热凝损伤

射频热凝损伤主要为射频热凝对局部神经的热损伤，导致局部皮肤麻木等感觉异常表现，主要预防措施是射频穿刺针要避开神经，皮肤以下使用低浓度局部麻醉药，在射频热凝前认真做好测试。

四、三角肌滑囊炎射频治疗

（一）有关解剖

三角肌滑膜囊是在三角肌和肩关节之间的一个滑膜囊，有时此囊与肩峰下滑膜囊相通。三角肌滑膜囊分泌的滑液主要是供给位于三角肌下面的、被覆于冈上肌表面的冈上肌筋膜，以及被覆于冈下肌和小圆肌表面的冈下肌筋膜和小圆肌筋膜，使三角肌和下边这些肌肉的腱部不会因摩擦而损伤。

（二）病因

三角肌滑膜囊受到损伤（包括外伤和劳损），囊壁的膜性通道被修复而来的瘢痕组织所堵塞，囊内的滑液排不出去，使滑膜囊膨胀，造成酸、胀、疼痛。由于滑液失去供应，冈上肌、冈下肌、小圆肌筋膜得不到润滑。肩部肌肉活动失去灵活性而酸痛不适。

一旦三角肌滑囊因外伤而劳损，发生病变，这些肌肉的筋膜都将失去润滑，肩部就会出现严重不适感，且这些肌肉的活动就失去灵活性。

（三）临床表现

三角肌滑囊炎的患者均主诉肩部酸痛不适。三角肌滑膜囊外伤和劳损均可致病，肩周炎也可累及三角肌滑膜囊，临床也常将三角肌滑囊炎误诊为肩周炎。因该滑膜囊位于三角肌深面，痛点较深，患者主诉含糊，触诊不清楚，所以也有误诊为肩峰下滑囊炎的。上肢上举外展困难、患病日久者，自觉在活动上肢时，肩部有摩擦音或弹响声。三角肌滑囊炎，过去多数由于误诊而被忽视，即使诊断明确，也缺乏有效治疗措施。用泼尼松龙局部注射，虽可取得临时效果，但几天后病情容易反复。

（四）诊断依据

（1）有肩部外伤史和劳损史。
（2）在肩峰下滑囊下缘，肩关节下缘有摩擦音或弹响声。
（3）肩关节下缘三角肌中上部位有轻度隆起，皮肤发亮。
（4）让患侧上肢主动外展上举，肩部疼痛加重，或患者拒绝做此动作。

（五）术前准备

1.术前签字
患者签署知情同意书。
2.术前用药
微创治疗及体位不适均会增加患者创伤，应术前采用镇静镇痛类药物，术中结合静脉患者自控强化麻醉，以及良好的局部浸润麻醉。建议使用短效的利多卡因加用罗哌卡因长效局部麻醉药。
3.仪器与射频套针
准备好射频仪和5 cm长、5 mm裸露针尖的射频套针。

（六）操作方法

1.定位

在上臂三角肌区皮肤上做1.5～2.0 cm间距的标记。

2.穿刺

痛点注射1%利多卡因1 mL，直至骨面。

3.射频热凝

射频套针垂直穿刺直至骨面，启动射频脉冲射频，每点维持120 s；或使用射频高温热凝，温度为75 ℃，持续15 s；或50 ℃，持续60 s。

（七）术后处理

1.镇痛

术后继续服用非甾体类镇痛药7 d。

2.理疗

术后24 h可行局部理疗。

3.康复锻炼

鼓励患者带痛运动，促进肌肉恢复。

五、肱二头肌短头肌腱炎射频治疗

（一）有关解剖

肱二头肌是上肢屈肌，肱二头肌短头起自肩胛骨喙突尖部、喙肱肌上面、胸小肌的外侧。在肱骨下1/3处与肱二头肌长头肌腹融合。其主要功能是屈肘，并使前臂旋后。

（二）病因

肱二头肌短头和喙肱肌起始腱共同起于喙突，而肱二头肌短头和喙肱肌的作用和活动方向不同步、不一致。喙肱肌使肩关节屈肘和内收，而肱二头肌是屈肘，使前臂后旋，所以和喙肱肌腱经常交错摩擦，导致损伤。如遇突然屈肘、前臂后旋的动作，也容易损伤肌腱。

另外，如喙突滑膜囊有病变而闭锁，使喙肱肌和肱二头肌短头失去润滑，肱二头肌短头就会因之迅速磨损而发病。肱二头肌短头损伤或劳损后,局部瘢痕粘连,导致局部血运和体液新陈代谢障碍,从而引起肌腱部位的变性。

(三)诊断依据

(1)上肢后伸、摸背和上举受限。

(2)在体检时喙突处(在肩前偏内下方约3 cm处)有疼痛和压痛。

(3)有劳损史,不一定有外伤史。

(4)注意与肩周炎及肩部其他软组织损伤疾患相鉴别。

(5)在压痛点试验性阻滞呈阳性结果。

(四)术前准备

1.术前签字

患者签署知情同意书。

2.术前用药

微创治疗及体位不适均会增加患者创伤,应术前采用镇静镇痛类药物,术中结合静脉患者自控强化麻醉,以及良好的局部浸润麻醉。建议使用短效的利多卡因加用罗哌卡因长效局部麻醉药。

3.仪器与射频套针

准备好射频仪及5 cm长、5 mm裸露针尖的射频套针。

(五)操作方法

1.体位

患者仰卧,背部垫小枕或坐位挺胸,上臂贴身旁稍外展。

2.定位

在喙突与肱骨结节间沟之间的行径上的压痛点处做皮肤标记。

3.穿刺

在皮肤标记点处用1%利多卡因做皮肤到骨面的局部浸润麻醉,射频套针与皮肤垂直进入至骨面。

4.射频热凝

因为无重要神经,可不用做神经刺激测试。直接启动加温至75 ℃,持续15 s。

（六）术后处理

1.镇痛

术后继续服用非甾体类镇痛药治疗7～14 d。

2.理疗

术后24 h可行局部理疗。

3.康复锻炼

鼓励患者带痛运动，促进肌肉恢复。

六、肱二头肌长头腱鞘炎射频治疗

（一）有关解剖

肱二头肌长头附着于肩胛骨的盂上结节，有一个狭长的腱，被腱鞘包绕，经过肩关节与肱骨结节间沟。当上肢活动时，长头腱在鞘内上下滑动。

（二）病因

在上肢活动时，肱二头肌长头腱除了在腱鞘内做上下滑动外，还在臂外展、内收时做横向移位运动。但腱鞘被固定在肱骨结节间沟内，两侧有肱骨结节的骨性突起阻止，使肱二头肌长头不会离开它的位置，但也因此常受到横向阻力的损伤。在上肢做频繁活动时引起急性发作，导致发生炎性反应。由于受到横向慢性损伤，腱鞘壁的脏层增厚结瘢，和肌腱本身劳损变性，使腱鞘相对变窄，致使肌腱在腱鞘内活动受限而发病。反复急性损伤引起慢性炎症物质渗出，产生粘连后成为慢性疾病。

（三）临床表现

肩部前面疼痛，可隐痛不适，上肢在提物和外展时加重。严重者疼痛明显，晚上或受凉时明显。局部按压有痛，理疗后疼痛减轻。有长时间固定动作如伸臂工作、卧床玩手机等；或明显急性损伤，如打球前未做好准备运动；或摔伤史。

（四）诊断依据

（1）肩前面内下方痛，约在肩峰下3 cm处，相当于肱骨结节间沟处隐痛不适，严重者疼痛明显。影响患侧上肢的提物和外展功能，且迁延难愈。

（2）体格检查显示上肢活动受限，外展、内旋时疼痛加剧，有时局部尚有轻度肿胀。在肩前偏内下方约3 cm处结节沟有压痛，肩峰前外方肱骨结节间沟中有压痛或痛性硬索。

（3）有慢性损伤史或曾有严重急性损伤史。

（4）B超检查或MRI检查发现局部肌腱形态学改变。

（5）痛点试验性阻滞呈阳性。

（五）术前准备

1.术前签字

患者签署知情同意书。

2.术前用药

微创治疗及体位不适均会增加患者创伤，应术前采用镇静镇痛类药物，术中结合静脉患者自控强化麻醉，以及良好的局部浸润麻醉。建议使用短效的利多卡因加用罗哌卡因长效局部麻醉药。

3.仪器与射频套针

准备好射频仪及5 cm长、5 mm裸露针尖的射频套针。

（六）操作方法

1.体位

患者仰卧，上背部垫小枕或坐位挺胸，上臂贴身旁稍外展。

2.定位

在喙突与肱骨结节间沟之间的行径上的压痛点处做皮肤标记。

3.穿刺

在皮肤标记点处用1％利多卡因加0.5％罗哌卡因混合液做皮肤到骨面的局部浸润麻醉，射频套针与皮肤垂直进入至骨面。

4.射频热凝

因为无重要神经，可不用神经刺激。启动射频脉冲射频，每点42 ℃，维持120 s；或使用射频高温热凝50 ℃，维持60 s，或75 ℃，维持15 s。

（七）术后处理

1.镇痛

术后继续服用非甾体类镇痛药治疗7 d。

2.理疗

术后24 h可行局部理疗。

3.康复锻炼

鼓励患者带痛运动，促进肌肉恢复。肱二头肌长头肌腱解剖位置浅表，行B超检查时候容易定位，建议在B超引导下进行射频，可增加疗效。

七、肱骨外上髁炎射频治疗

（一）有关解剖

肱骨外上髁是肱骨外上髁上缘的骨性突起，是伸肌总腱的起点。5块伸肌（桡侧腕长伸肌、桡侧腕短伸肌、指总伸肌、小指固有伸肌、尺侧腕伸肌）的肌腱在环状韧带平面成为腱板样伸肌总腱，此处有微细的血管神经穿出。总腱起始部与肱桡关节和环状韧带等组织密切接触。肱桡肌起于肱骨外上髁嵴之上1/3处，其前外面有支配肱桡肌的桡神经第1分支，其下1～2 cm处分出支配肱骨外上髁、环状韧带及肱桡关节面的第2分支，其下为支配桡侧伸腕肌的第3分支。肘桡侧副韧带起自肱骨外上髁，其纤维向下，与桡骨环状韧带的纤维相融合。伸腕、伸指动作，屈肘（肱桡肌收缩），前臂旋转及肘内翻（桡侧副韧带紧张），均有牵拉应力作用于肱骨外上髁。

（二）病因

该病好发于经常做旋转前臂、伸屈肘关节工作或运动的人，大多由积累性劳损引起，伸腕肌、伸指总肌、旋后肌附着点处肌腱内部轻度撕裂和局部轻微出血、机化，在自我修复过程中结了瘢痕，产生了粘连，挤压了该处的神经血管束，引起疼痛，妨碍了这些肌肉的功能活动，产生了手臂部的功能障碍。由于发病后患者往往还勉强用上肢去自理生活，使得该处诸肌腱撕裂加重，牵拉了与该处有牵连的神经支，致使与该处有牵连的肌肉痉挛、疼痛，涉及前臂和肩前部。

（三）临床表现

一般起病缓慢，因急性损伤而发病者较为少见。发病后痛及肩前部和前臂，局部有轻度肿胀，活动前臂后疼痛加重，不能做握拳、旋转前臂动作，握物无力，严重者握在手中的东西会自行掉下来，如做端壶、扫地、拧毛巾等动作，可诱发或加剧疼痛症状。

（四）诊断依据

（1）肘关节外侧酸胀不适、钝痛，有时伴烧灼感，举臂、持物、用力伸屈肘、伸腕关节或旋转前臂可诱发疼痛，可波及前臂外侧、上臂，甚至肩背部。患臂无力，持物不牢。

（2）体格检查显示肱骨外上髁及其前下方有局限、敏感的压痛点。旋臂屈腕试验呈阳性。

（3）有手工作业或运动损伤史，如网球、羽毛球运动员等职业性劳损史。

（4）X射线检查显示骨质未见异常，B超或MRI检查可见斜角肌肥大或萎缩。

（5）试验性阻滞呈阳性。

（五）术前准备

1.术前签字

患者签署知情同意书。

2.术前用药

微创治疗及体位不适均会增加患者创伤，应术前采用镇静镇痛类药物，术中结合静脉患者自控强化麻醉，以及良好的局部浸润麻醉。建议使用短效的利多卡因加用罗哌卡因长效局部麻醉药。

3.仪器与射频套针

准备好射频仪和5 cm长、5 mm裸露针尖的射频套针。

（六）操作方法

1.体位

患者取仰卧位或坐位，前臂内收，暴露肘部外侧。

2.定位

在肘部皮肤划出肱骨外上髁骨突起和最明显的压痛点，以及伸肌腱上的压痛点。

3.穿刺

在标记点上用1%利多卡因在皮肤至骨面浸润麻醉，射频套针与皮肤垂直进入骨面。

4.射频热凝

射频套针垂直穿刺直至骨面，启动射频脉冲射频，每点42 ℃，维持120 s；或使用射频高温热凝，温度为75 ℃，维持15 s，或50 ℃，维持60 s。

（七）术后处理

1.镇痛

治疗后给予镇痛药口服3～7 d。

2.理疗

术后24 h后，治疗区可予以微波、超声波或偏振红外热线理疗。

3.防感染

治疗部位48 h内避免污染。

4.康复锻炼

治疗后1周后开始行患病肌功能锻炼以巩固疗效。

第二节 胸背部肌筋膜疼痛的射频治疗

一、胸背部肌筋膜疼痛概述

胸背部肌筋膜疼痛有很多原因，需排除一些心血管疾病及内脏痛，方可准确并安全地治疗。诊疗原则是安全第一，所以诊断永远是最重要的。胸背部肌筋膜并不很复杂，但它邻近胸腔器官及脊柱，在肌筋膜疼痛时还需考虑其是否伴有其他来源的疼痛，全面制定治疗方案，才能取得良好效果。治疗肌筋膜疼痛时也必须顾及并防治气胸等并发症。

（一）有关解剖

胸背肌群是位于躯干后面的肌群，分为浅、深两层。

1.背浅层肌

背浅层肌有斜方肌、背阔肌、肩胛提肌和菱形肌。

（1）斜方肌

斜方肌位于项、背部的浅层，一侧呈三角形，两侧合起来为斜方形，起点很广，从枕外隆凸向下直达第12胸椎，上部肌束斜向外下，下部肌束斜向外上，中部横行，止于肩胛冈、肩峰和锁骨外端。

（2）背阔肌

背阔肌为全身最大的扁肌，位于背下部、腰部和胸侧壁。起自第6胸椎以下的全部椎骨棘突和髂嵴后份，肌束向外上方集中，止于肱骨小结节嵴。

（3）肩胛提肌

肩胛提肌呈带状，位于项部两侧，斜方肌深面。

（4）菱形肌

菱形肌位于斜方肌深面，为菱形扁肌，起自第6、第7颈椎和第1～4胸椎的棘突，止于肩胛骨的内侧缘。

2.背深层肌

背深层肌包括竖脊肌、夹肌。

（1）竖脊肌

竖脊肌为背肌中最长、最大的肌肉，纵列于躯干的背面，脊柱两侧的沟内，起自骶骨背面和髂嵴的后部，向上分出3群肌束，沿途止于椎骨和肋骨，向上达颞骨乳突。

（2）夹肌

夹肌位于斜方肌和菱形肌的深面，起自项韧带下部，第7颈椎棘突和上部胸椎，向上外止于颞骨乳突和第1～3颈椎横突。

3.肌筋膜解剖特点

胸背肌筋膜群包括自上而下、由体表至深部的斜方肌、肩胛提肌、冈下肌、冈上肌、菱形肌、肩胛下肌、竖脊肌、胸大肌、胸小肌、前后锯肌、肋间肌、腹肌的上部等。

4.胸背神经解剖特点

（1）脊神经

每对脊神经都是由前根和后根在椎间孔内合并而成的。脊神经的前根是运动性的，除含有躯体运动、胸脊神经后根及后根节纤维外，在第1胸脊神经前根至第3腰脊神经前根，以及第2骶脊神经前根至第4骶脊神经前根内，还分别含有交感神经纤维和副交感神经纤维。脊神经的后根是感觉性的，除含有躯体感觉纤维外，在胸和腰上部后根，以及骶2～4后根内，还含有内脏感觉纤维。每个脊神经因由前、后根合成，都含有运动纤维和感觉纤维，所以脊神经都是混合性的。

（2）脊神经纤维

胸脊神经纤维成分为以下4种。①躯体感觉纤维：分布于皮肤和运动系，将皮肤的浅感觉冲动和运动系的深感觉冲动传入中枢。②内脏感觉纤维：分布于心血管、胸腹腔内脏和腺体，传入来自这些机构的感觉冲动。③躯体运动纤维：分布于骨骼肌，支配其运动。④内脏运动纤维：支配平滑肌和心肌的运动，控制腺体的分泌。

（3）脊神经后支

胸脊神经干很短，出椎间孔后立即分为前、后两支，每支也都是混合性的。脊神经后支一般较相应的前支细而短，经椎骨横突之间向后穿行，按节段分布于枕、项、背、腰和骶臀部的深层肌和皮肤。胸段的脊神经后支与颈腰段的分布不同，尤其是支配小关节的脊神经后支的内侧支。在胸段，脊神经后支的内侧支不但支配该脊神经所在的小关节，还支配它下方的一个小关节。比如说，第6、第7胸椎小关节的神经支配是由T_6脊神经后支和T_5脊神经后支共同支配的。在行第6、第7胸椎小关节去神经术时，不但要毁损T_6脊神经后支，还要毁损T_5脊神经后支。而且，由于神经支配的交叉胸脊神经后支行径性及解剖变异性，临床上为了准确起见，需要同时行上下3～4个节段的去神经术。

（4）胸神经前支

胸神经前支共12对，除第1对胸脊神经的大部分参加臂丛，第12对胸脊神经的小部分参加腰丛外，其余皆不成丛。胸第1至第11对脊神经各自位于相应的肋间隙内，称为肋间神经，第12对胸神经前支位于第12对肋下方，故名肋下神经。

肋间神经居肋间内、外肌之间，与肋间血管共同沿肋沟走行，自上而下按静脉、动脉、神经的次序并列。上6对肋间神经分支分布于肋间肌、胸壁皮肤和壁胸膜；下5对肋间神经及肋下神经斜向前下方进入腹内斜肌与腹横肌之间，分布于腹前外侧臂的肌肉和皮肤以及壁腹膜。

（5）胸椎X射线透视特点

①肋骨：胸椎的解剖结构粗看上去与腰部的常见特征相同，但在X射线透视照片中有肋骨的遮挡，辨认胸椎的结构有些困难。胸椎椎体、横突、小关节突和椎弓板均与腰椎的一样容易辨认。②胸椎椎弓根：在射频治疗中的X射线透视下的胸段标志物与腰椎有很大差别，首先涉及的是椎弓根解剖。腰段椎弓根在X射线透视下是十分重要的标志物，表现为圆圈。这是因为腰段椎弓根走向轻度向外，在前后位或侧位X射线透视时与球管投照几乎方向一致。但在胸段的解剖就完全不同了，胸椎椎弓根的走向是垂直向后和明显向上的，在治疗中这种方向与X射线透视的球管投照方向有很大差别，在X射线照片上许多患者的椎弓根的圆圈影较靠近椎体上终板的肋头关节而不容易辨别。腰椎椎弓根水平向后延伸，胸椎椎弓根向后上倾斜延伸。X射线前后位透视胸椎椎弓根位于椎体上缘。③胸椎横突：一个与腰椎横突截然不同的真正意义的横突，在进化中胸椎横突几乎成了肋骨的一部分。胸椎横突是一个强有力的结构，与下关节突的连接部较宽平，轻度向头和明显向后伸展。在X射线透视斜位投照时的影像因为与同侧横突恰好呈"管状位"而比较难或几乎不能辨别，对侧横突则能比较好地显示。④胸椎棘突：经常有某种程度的偏离中线，所以不能像腰椎棘突那样作为椎体的X射线投照斜位角度的依据。

（6）胸背B超特点

胸椎共12块，其棘突呈叠瓦状。横断面扫描时（超声探头长轴与脊柱垂直），可见棘突、皮肤和椎旁肌群，在肌群深部可见关节突、横突及胸膜、肺部；内侧为横突，外侧斜坡样高回声声影为胸膜，并可见胸膜滑动征；应注意的是胸椎棘突比相应的横突低一个节段，即上一节段棘突和下一节段横突在一个水平上（如第7胸椎棘突和第8胸椎横突在一个水平上）；胸椎的关节突前后重叠，超声上显示是一平线。矢状面扫描时（超声探头长轴与脊柱平行），超声影像可见皮肤和椎旁肌群，在肌群深部可见小关节、横突、肋横突上韧带、胸膜及胸膜下的肺组织，胸椎的关节突前后重叠，超声上显示像"小波浪"。

（二）胸背痛相关疾病

该病在背部肌筋膜急性损伤后相当长一段时间才发病，患者初起感胸背部不适，麻痹胀感，逐渐出现疼痛，有时牵涉胸痛、胁痛；一侧上肢运动时，背痛加重。

1.上胸段脊神经后支痛

支配胸背部肌筋膜的神经主要来自上胸段脊神经后支，前胸部来自脊神经前支组成的肋间神经，腋中线附近的胸壁有着一支特殊的肋间神经外侧支。胸背肌筋膜病变除了自身的神经末梢受刺激而局部疼痛，还会卡压脊神经后支或肋间神经致神经痛。

2.胸内脏疾病痛

大多数的胸痛首先要常规排除心血管疾病，还有其他器官和组织结构的疾病引起的胸痛。胸部疼痛可能源于心肌心包膜的缺血性炎症，甚至肺部血管堵塞的缺血性炎症痛，还有肺炎胸膜炎症痛，上腹部器官的放散痛问题如胆囊炎、胰腺炎、胃炎或食管炎等，而下胸痛需要与肾脏疾病鉴别。当内脏痛伴有胸背肌筋膜痛时，尤其复杂而且治疗上需慎重。

3.脊柱相关痛

C_5以下的颈神经后支会向下延伸到高节段的前后胸壁胸背上，如常见的肩胛背神经痛。胸椎的解剖特点相当稳定，胸椎不能侧弯而仅仅能做10°以下的前后屈伸，能在稍大范围内做旋转运动。但还是会发生各种类型的机械性或炎症性的脊柱相关性损伤。胸部的关节比颈腰椎多是因为多了肋骨，肋骨借助软骨会和胸骨形成胸肋关节，和横突形成肋横突关节，和椎体形成肋头关节。关节外面都有筋膜及肌肉，这些都是引起胸痛的潜在原因。40岁以上的人群中有超过40%的人出现退化改变，在强直性脊椎炎患者中较常见胸肋关节及肋椎关节病，胸椎退行性关节炎，包括小关节、椎间盘等。胸椎前面的肺、胃、食管、胰等疾病也常因影响了脊柱骨膜的脊神经后支系统，而出现胸背痛。因为胸椎各关节的神经分布除了后支，也都邻近肋间神经，这些神经都靠近胸膜，所以胸痛的原因判断与治疗均需仔细。

4.神经痛

肋横突关节、肋头关节周围分布的是脊神经后支外侧支，是局部疼痛。而肋椎关节紧邻的是交感神经链且受其支配，损伤时疼痛表现为单侧胸椎旁的烧灼痛，而且疼痛会覆盖数个胸椎节段。胸椎神经根痛也是常见的，虽然胸椎间盘突出没有颈腰椎间盘的多。但胸椎间盘突出症手术的难度较大，患者一般应首选射频治疗。胸椎神经根痛还见于骨质增生性椎管狭窄症、骨质疏松性椎体压缩性骨折和转移癌（如乳腺癌或多发骨髓瘤）等疾病，神经根痛在皮肤上有着清楚的神经支配区域，CT或MRI检查能显示神经根旁有着明显的病变。

5.全身性痛

在一些患者中，胸痛是全身广泛疼痛的一个部位，尤其是合并有颈源性疼痛时，机制与腰部的L_2节段和颈部的C_5节段一样。T_6节段常被认为胸交感神经链传入纤维进入脊髓的部位，对所涉及的节段根性疼痛的患者适合做脊神经节脉冲射频治疗，镇痛效果非常好。而对那些疼痛定位比较模糊的患者，可能涉及多节段的胸神经，射频镇痛的效果就令人失望。

6.交感神经痛

有几种胸部疼痛进行胸交感神经阻滞有效，上肢疼痛如复杂性区域疼痛综合征、多汗症、雷诺综合征和胸部本身的交感介导性疼痛如烧灼性痛乳房疾病等，行第2、第3胸交感神经节阻滞均有明显效果。胸椎压缩性骨折后的顽固性背痛，可直接对所波及的节段进行交感神经链射频治疗。

7.神经病理痛

有一些胸痛比较特殊，如开胸手术损伤肋间神经引起的胸痛在术后第1年的发生率高达61%，其中严重性疼痛占3%～5%，超过50%的患者被慢性胸痛干扰了日常生活。这是一种神经病理性疼痛，并可能在早期就形成了中枢性疼痛，有报道在术后8周就发现同侧丘脑供血不足现象。这种开胸术后疼痛的胸脊神经后根节射频治疗的镇痛效果不好，有采用脉冲射频多次调控治疗，但疗效报告不一致。

8.痛性扳机点

有学者看到一些患者有一种连续几年的对多种治疗无效的顽固性胸部痛性扳机点，这是一种可持续数年的致残性疼痛。在胸部容易出现这样的痛性扳机点的原因尚不清楚，它应用胸脊神经节射频治疗的效果不佳，更麻烦的是它难以找到正确的致痛的脊神经节段。然而这些患者用局部脉冲射频比较有效，在治疗操作中发现局部感觉阈值非常低，这是一种与脊柱相关痛不同，与肌筋膜疼痛有关的新概念。脉冲射频松解局部痉挛卡压的神经而解除全部疼痛约几个月，即使疼痛复发也容易施以重复治疗。

二、斜方肌筋膜疼痛综合征射频治疗

（一）疾病概述

1.有关解剖

斜方肌起自枕外隆凸、项韧带和全部胸椎棘突，止于锁骨外1／3、肩胛冈和肩峰。其由副神经支配，拉肩胛骨向中线靠拢，该肌肉瘫痪时，不能耸肩，不能将上肢抬高至头以上。

2.病因

头颈姿势或睡眠姿势不良，长期低头伏案工作，颈肩裸露着凉等所致。

3.临床表现

局部疼痛并向颈部牵涉痛，呈隐痛、酸痛、胀痛，可有肌肉紧张、痉挛和触及扳机点。

4.诊断依据

（1）有长期颈肩部姿势不正确或肩挎重物史。

（2）单侧或双侧肩项部酸胀痛，可牵涉至颈部或上臂。

（3）可见患侧肩上肌肉隆起、僵硬，按压有明显疼痛时可放射至颈部或上臂部。

（二）射频治疗

1.术前准备

（1）术前签字

患者签署知情同意书。

（2）术前用药

微创治疗及体位不适均会增加患者创伤，应术前采用镇静镇痛类药物，术中结合静脉患者自控强化麻醉，以及良好的局部浸润麻醉。建议使用短效的利多卡因加用罗哌卡因长效局部麻醉药。

（3）仪器与射频套针

准备射频仪与10 cm长、10 mm裸露针尖的射频套针。

2.操作方法

（1）体位：患者俯卧位或坐位屈颈，胸前垫一薄枕。双手屈曲置于前额，患侧自觉舒适位置。

（2）皮肤标记：常见在颈侧面至肩峰之间，颈、胸棘突与椎旁肌肉有固定压痛点，在皮肤标记压痛。

（3）尽量在超声等影像介入引导下进行治疗。

（4）局部麻醉与穿刺进针：常规消毒，用1%利多卡因局部麻醉后，在痛点斜横向肩胛冈穿刺进针，回抽无血。注意针尖不要刺向肺尖方向和避免过深，在皮下2 cm附近应能触及骨质。

（5）启动射频脉冲射频，每点42 ℃，维持120 s；或使用射频高温热凝，温度为75 ℃，维持15 s，或50 ℃，维持60 s。

3.术后处理

（1）治疗后3 d给予镇痛药口服，对于治疗范围较大者，适当予以抗生素。

（2）术后24 h，治疗区可予以微波、超声波或偏振红外热线理疗。

（3）治疗部位72 h内禁止污染，以避免感染。

（4）不同部位肌筋膜疼痛射频松解治疗可同时或隔数天后进行，同一部位的治疗需等待1~2周才再次射频松解。治疗后第4周后开始行患病肌功能锻炼以巩固疗效。

4.并发症与注意事项

（1）穿刺操作时损伤

在颈后部脊柱旁穿刺可能损伤脊神经、穿破硬脊膜、蛛网膜、椎动脉、胸膜等重要组织。因此，要熟悉穿刺部位的局部解剖，注意穿刺针的穿刺方向和深度。

（2）射频热凝并发症

射频热凝对臂丛或肩胛下部神经的热损伤，导致局部皮肤感觉麻木等感觉异常表现。为减少并发症，建议在B超引导下进行。

第三节　肩背部肌筋膜疼痛的射频治疗

一、冈上肌肌筋膜疼痛综合征射频治疗

（一）疾病概述

1.有关解剖

冈上肌起自冈上窝，止于肱骨大结节，作用是使上臂外展。支配冈上肌的神经为肩胛上神经。肩胛上神经起自臂丛神经的锁骨上支，受C_5、C_6支配。所以C_5、C_6受压迫，也可导致冈上肌疼痛不适。

2.病因

该病多因摔跤、抬重物或其他体力劳动损伤，或感受风寒，或由于上肢突然猛力外展造成。严重者有的造成冈上肌断裂。损伤之后，日久损伤处结瘢粘连，上肢的外展活动使结瘢处受到牵拉而引起急性发作。

3.临床表现

患者多有外伤史，男性多于女性。局部疼痛并向肩部、颈、前臂牵涉痛，呈隐痛、酸痛、胀痛，夜间疼痛加重，可有肌紧张、痉挛和触及压痛点。压痛多在肩外侧，肱骨大结节及其后、下缘，肩峰下、冈上肌，伴有肩关节活动受限、肌萎缩。影像学检查无明显异常。晚期可有肩关节骨质疏松，肌肉、肌腱钙化。因此损伤的部位大多在肌肉起点处。有的在肌腱处，也有的在肌腹部位。损伤在止点肱骨结节处、三角肌深面，常被误诊为肩周炎。损伤在肌腹，常被笼统诊断为肩痛。损伤在冈上窝起点时，常被诊断为背痛。

4.诊断依据

（1）肩上酸胀痛，上臂放射，严重者夜间痛醒。患者自主外展患侧上肢，引起压痛点处疼痛加剧。

（2）在冈上肌两头肌腱或肌腹处有压痛点。

（3）有外伤史。

（4）试验性神经阻滞呈阳性。

（二）射频治疗

1.术前准备

（1）术前签字

患者签署知情同意书。

（2）术前用药

微创治疗及体位不适均会增加患者创伤，应术前采用镇静镇痛类药物，术中结合静脉患者自控强化麻醉，以及良好的局部浸润麻醉。建议使用短效的利多卡因，加用罗哌卡因长效局部麻醉药。

（3）仪器与射频套针

准备射频仪与10 cm长、10 mm裸露针尖的射频套针，以及B超仪。

2.操作方法

（1）体位

患者采取俯卧位、侧卧位或颈前屈坐位，胸前冈上肌疼痛区垫一薄枕。双手屈曲置于大腿上，采取患者自觉舒适位置，充分暴露病变部位。

（2）皮肤标记

首先在患者肩部皮肤上画出肩胛冈，仔细检查患病肌群压痛点并在皮肤上做标记。

（3）穿刺

常规消毒后，用0.5%利多卡因1 mL做皮肤、皮下至骨面的局部浸润麻醉。用10 cm长、10 mm裸露针尖的射频套针在皮肤标记处垂直或斜向肩胛冈骨质穿刺，回抽无气、无血液。

（4）操作建议

因冈上肌前靠近肺尖，如误伤可引发气胸、产生危险。使用B超引导可以选择线阵探头，明确肱骨大结节位置，确定冈上肌的附着点、胸膜及肺脏深度，避免误伤。胸膜及肺的外形一般在超声下如同"沙滩上的海浪"，嘱咐患者进行深呼吸可增强成像及分辨。穿刺时候，患者取坐位，可使用平面外技术，定位需治疗的穿刺点后做好标记。标记点即为穿刺点，将标记点置于超声探头中点下缘见证，并逐步调整进针轨迹，到位后射频。如针尖触及骨质，那么射频是可以安全进行的。

（5）射频热凝

射频针穿刺到位后，在每点注射1%利多卡因1 mL。使用射频高温热凝，温度为75 ℃维持15 s，或50 ℃维持60 s。或启动射频脉冲射频，每点42 ℃，维持120 s。脉冲射频松解可保护运动神经。

3.术后处理

（1）镇痛：给予消炎镇痛类药或弱吗啡类镇痛药1周。

（2）术后24 h，治疗区可予以微波、超声波或偏振红外热线理疗。

（3）治疗部位72 h内避免污染。

（4）不同部位肌筋膜疼痛射频松解治疗可同时或隔天进行，同一部位的治疗需等待1周后才再次射频松解。治疗后第4周后开始行患病肌功能锻炼以巩固疗效。

4.并发症与注意事项

并发症主要为穿刺操作时的损伤，在胸背部脊柱旁穿刺可能损伤脊神经、穿破硬脊膜、蛛网膜、胸膜。因此要熟悉穿刺部位的局部解剖，注意穿刺针的穿刺方向和深度。在B超引导下穿刺操作，可以提高安全性。

二、冈下肌肌筋膜疼痛综合征射频治疗

（一）疾病概述

1.有关解剖

冈下肌起于冈下窝，止于肱骨大结节。作用是使上臂内收和外旋。此肌的神经供给是肩胛上神经。

2.病因

冈下肌深层与肩胛骨之间有丰富的血管神经，该肌肉受凉后易引起剧烈疼痛。冈下肌大多由于上肢突然过度外展、内旋而损伤，起始部的损伤多于起止端的损伤。起始部损伤初期，在冈下窝处，多有电击样疼痛连及肩峰的前方。若止端损伤，痛点在肱骨大结节，并且常在痛点下1 cm左右还有一个明显压痛点，此

痛点是冈下肌腱下滑囊炎，不是肌腱损伤的原因，有时两个痛点模糊不清，不易分开。

3.临床表现

（1）损伤初期，在冈下窝及肱骨大结节处多有明显胀痛，不敢自由活动上肢。

（2）损伤日久的，在冈下窝处不仅痛且有麻木感，有的局部皮肤感觉减退，胀的感觉减少，喜做肩胛骨上提的动作。

（3）上肢活动受限。偶尔不小心活动患侧上肢，可能会引起冈下肌痉挛性疼痛。

（4）若在冈下肌起始部损伤，冈下窝处常发作钻心样难忍的疼痛，患者常诉医生将此处肌肉挖掉。

4.诊断依据

（1）表现肩背部上臂不适和疼痛，并有肩背部沉重或背部、上臂发凉或麻木。

（2）冈下窝可触及肌紧张、痉挛和触痛。肩外展、内旋牵拉冈下肌而使疼痛加重，内收外旋抗阻试验呈阳性。

（3）多有劳损或受凉史。

（4）试验性神经阻滞呈阳性。

（二）射频治疗

1.术前准备

（1）术前签字

患者签署知情同意书。

（2）术前用药

微创治疗及体位不适均会增加患者创伤，应术前采用镇静镇痛类药物，术中结合静脉患者自控强化麻醉，以及良好的局部浸润麻醉。建议使用短效的利多卡因加用罗哌卡因长效局部麻醉药。

（3）仪器与射频套针

准备射频仪和10 cm长、10 mm裸露针尖套针。尽量采用B超仪引导下治疗。

2.操作方法

（1）体位

患者采取俯卧位、侧卧位或颈前屈坐位，胸前垫一枕。双手屈曲置于大腿，患者自觉舒适位置，充分暴露病变部位。

（2）皮肤标记

首先画出肩胛骨的轮廓线。按压冈下肌群，在压痛点皮肤上做标记。

（3）操作建议

对较肥胖的患者，为保证治疗效果及安全，建议在B超引导下进行穿刺。可选择线阵探头，明确肱骨大结节位置，确定冈下肌的附着点，明确肩胛冈、肱骨大结节及冈下窝的解剖位置。穿刺时可使用平面外技术，定位需治疗的穿刺点后做标记。标记点即为穿刺点，将标记点置于超声探头中点下缘见证，并逐步调整进针角度，针尖触及骨质，即提示穿刺到位，可进行射频。

（4）穿刺

常规消毒用0.5%利多卡因1 mL做皮肤、皮下至骨面的局部浸润麻醉。用10 cm长、10 mm裸露针尖的射频套针在压痛点处垂直或斜穿刺，刺向肩胛骨冈下窝，触及骨质，回抽无气、无血液。因该处为肩胛骨后面，无重要神经血管，不需要电刺激而直接射频热凝治疗。

（5）射频热凝

射频针穿刺到位后，在每点注射0.5%利多卡因1 mL。启动射频脉冲射频，每点42 ℃，维持120 s；或使用射频高温热凝，温度为75 ℃，维持15 s，或50 ℃，维持60 s。

3.术后处理

（1）术毕用75%酒精消毒穿刺点，用纱布敷贴穿刺点。

（2）治疗后3 d内给予镇痛药口服。

（3）术后24 h，治疗区可予以微波、超声波或偏振红外热线理疗。

（4）治疗部位2 d内避免污染，以避免感染。

（5）不同部位肌筋膜疼痛射频松解治疗可同时或隔天进行，同一部位的治疗需等待1周后才能再次射频松解。治疗后第2周后开始进行患病肌功能锻炼以巩固疗效。

4.并发症与注意事项

（1）穿刺操作时损伤胸膜导致气胸。因此，要熟悉穿刺部位的局部解剖，画出肩胛骨的轮廓线，注意穿刺针的穿刺方向和深度，避免穿刺误入胸腔。

（2）射频热凝时的并发症：主要是射频热凝对局部神经的热损伤，导致局部皮肤感觉麻木等感觉异常表现。为减少并发症，建议在B超引导下进行。

三、菱形肌肌筋膜疼痛综合征射频治疗

（一）疾病概述

1.有关解剖

大菱形肌、小菱形肌在肩胛提肌的下方，位于同一层。小菱形肌呈窄带状，起自下第6、第7颈椎棘突，附着于肩胛骨脊柱缘的上部，在大菱形肌上方，与大菱形肌之间隔以菲薄的蜂窝组织层。大菱形肌菲薄而扁阔，呈菱形，起自上位4个胸椎的棘突，向外下，几乎附着于肩胛骨脊椎缘的全长。大菱形肌、小菱形肌能内收及内旋肩胛骨，并上提肩胛骨，使之接近中线。

2.病因

该病大多数由于上肢猛力掷物或摔跤，或上肢向后下方猛然用力引起急性损伤，失于治疗或治疗欠妥，日久导致此病。菱形肌为臂部内屈肌肉，与肋骨相邻，急性损伤出血，日久结瘢粘连，若伤处恰在肋骨上，便和肋骨粘连，影响菱形肌的伸缩运动而发病，当上肢用力活动时，牵拉到粘连处，就会引起新的损伤，而出现急性症状。

3.临床表现

该病都在菱形肌急性损伤症状缓和后，相当长一段时间才发病，这也是腰背四肢各处因软组织粘连而引起的顽固性痛点的一个共同特征。

4.诊断依据

（1）慢性劳损致该病者，早期多为颈背部酸胀不适，后逐渐发展成持续性钝痛，并可向颈、腰部放射，致颈僵腰痛，急性损伤者常以肩背部疼痛为主。

（2）体格检查。①活动受限：病情严重的病例因仰头、耸肩时疼痛加重而使活动受限，急性损伤者耸肩活动明显受限。②局部有压痛和痛性条索：肩胛骨内侧缘和脊柱之间压痛，可触及硬性索条。③耸肩抗阻试验呈阳性：患者取坐位，医生站于患者背后，将两手按在患者双肩稍加压力，让患者耸肩，肩背部出现疼痛。④仰头挺胸试验：患者仰卧，双上肢置于身体两侧，让患者做仰头挺胸、双肩向后扩张的动作，肩背部出现疼痛。⑤个别病例有轻微削肩。

（3）多有肩挑、手抬、手提等长期负重的历史，亦有因穿厚棉衣、长时间伏在高桌上写字而致该病。

（4）诊断性神经阻滞呈阳性。

5.术前准备

（1）术前签字

患者签署知情同意书。

（2）术前用药

微创治疗及体位不适均会增加患者创伤，应术前采用镇静镇痛类药物，术中结合静脉患者自控强化麻醉，以及良好的局部浸润麻醉。建议使用短效的利多卡因加用罗哌卡因长效局部麻醉药。

（3）仪器与射频套针

准备好射频仪和10 cm长、10 mm裸露针尖的射频套针。尽量采用B超仪引导下治疗。

6.操作方法

（1）体位

患者采取俯卧位，胸前垫一薄枕。双手垂直置于身体双侧，患者自觉舒适位置。充分暴露背部。

（2）皮肤标记

在双侧肩胛骨内缘至棘突之间的肋面上的压痛点上做标记。

（3）操作建议

尽量采用B超仪引导下治疗，以提高安全性。

（4）穿刺

常规消毒，用0.5%利多卡因1 mL做皮下至骨面的局部浸润麻醉。B超引导下穿刺操作，在标记点的肋面上穿刺，针尖在压痛点处垂直刺向肋骨，回抽时无气、无血、无脑脊液。固定射频针。

（5）射频热凝前测试

因此部位无重要神经经过，可不测试，针尖到骨面后可直接加温热凝。

（6）射频热凝

射频针穿刺到位后，在每点注射1%利多卡因1 mL。启动射频脉冲射频，每点42 ℃，维持120 s；或使用射频高温热凝，温度为75 ℃，维持15 s，或50 ℃，维持60 s。

7.术后处理

（1）术毕用75%酒精消毒穿刺点。

（2）给予消炎镇痛类药或弱吗啡类镇痛药1周。

（3）治疗部位72 h内禁止污染，包括避免接触水，避免感染。

（4）如果患者有胸闷、胸痛、咳嗽等症状，要高度警惕发生气胸的可能。立即给予胸部X射线检查，以便即时处理。

（5）不同部位肌筋膜疼痛射频松解可同时或隔1～2 d进行，同一部位的治疗需等待1～2周才再次射频松解。治疗后第4周后开始行患病肌功能锻炼以巩固疗效。

8.主要并发症与注意事项

并发症主要有穿刺操作时的损伤，在胸背部脊柱旁穿刺可能损伤脊神经，穿破硬脊膜、蛛网膜、胸膜。要熟悉穿刺部位的局部解剖，注意穿刺针的穿刺方向和深度。为减少并发症，强烈建议在B超引导下进行。

四、胸椎小关节痛射频治疗

（一）概述

资料报告胸椎小关节痛可以表现为急性或慢性疼痛，与长期的退行性变或急性损伤有关。患者的X射线、MRI和CT检查结果常常是正常的，症状表现为在颈项、胸背和腰背的脊椎旁有一种深部的疼痛感觉，往往会牵涉肩胛区和背部。以脊椎旁2～3 cm即小关节连线为界，脊神经后支的内侧支支配靠近脊柱附近的感觉，背部外侧则由外侧支管理。在身体检查方面，常常在椎体旁2 cm左右的组织发现明显的触痛点，深按压时出现该神经支配区域的牵涉痛，伸展脊柱关节和向患侧屈曲时常诱发疼痛，但患者的神经学检查常常是正常的。通过病史和体格检查一般就能做出小关节疼痛的诊断，应用该小关节的脊神经后支内侧支注射局部麻醉药能有助于做出鉴别诊断。

　　小关节疼痛的患者常常是因为脊柱退行性变、椎骨骨质增生、骨质疏松、椎间盘变性或肌筋膜炎等导致小关节变形而牵拉压迫脊神经后支，即使原发病经过治疗而获缓解也不能改变解剖上的变化。早在1911年，Goldthwait就报道了小关节在慢性腰骶痛中的作用，20世纪30年代出现了"小关节综合征"的术语。Rees在1971年首先应用细长的小刀切断这些供应小关节的神经，阻断了小关节的感觉，成功治愈小关节综合征。1974年，Shealy应用射频热凝电极产生脊神经后支内侧支的毁损，使小关节综合征及射频热凝能够高度选择性地毁损支配小关节的脊神经后支的内侧支的镇痛观念被大家逐渐采用。20世纪80年代后期，曾有报道在正确选择的患者中，射频热凝疗法解除机械性腰背痛的优良率接近66%。

　　2003年以后，笔者发现在许多的胸背痛患者的治疗过程中，射频治疗松解了胸椎旁的病变肌筋膜而不是毁损神经，能解决相当大部分患者的胸背痛。原因可能是在解剖生理上的关节软骨没有神经，是不会痛的，其疼痛感觉来自周围的骨膜、滑膜囊，更多的是附在关节周围的肌筋膜。关节活动靠肌筋膜的收缩与松弛，当肌筋膜病变时活动则会刺激肌筋膜上的感觉神经末梢引起疼痛。射频如果松解了肌筋膜的疤痕，改善了局部感觉神经末梢的缺血性或炎症性刺激，就能很好地解决小关节痛。以前的后支破坏性镇痛原理除了支配该关节的肌筋膜的神经失传导，还同时松解了局部肌筋膜的卡压，增加了血流。小关节痛是脊柱旁边2.5 cm左右的软组织局部有压痛，也表明了局部的肌筋膜有病变而不是关节内的病变。许多影像学上显示小关节退变的患者基本没有疼痛。所以，有小关节炎症痛的患者，在脊神经后支部位有卡压痛征象的同时，应先松解局部卡压神经的肌筋膜病变，而不是毁损后支。

　　射频松解或毁损后支是一种很好的镇痛治疗方法，但解除了小关节疼痛后还需要继续原发病，即肌筋膜的慢性损伤的康复治疗。为此在治疗之前应该做好整体诊断和治疗计划，让患者理解并具有心理和时间上的有关准备。

　　（1）小关节的神经：胸神经干很短，出椎间孔后立即分为前、后两支，每支也都是混合性的。脊神经后支一般较相应的前支细而短，经椎骨横突之间向后穿行，按节段分布于胸背部的深层肌和皮肤。胸段的脊神经后支与颈腰段的分布不同，尤其是支配小关节的脊神经后支的内侧支。在胸段，脊神经后支的内侧支不但支配该脊神经所在的小关节，还支配它下方的一个小关节。比如说，T_6、T_7小关节是由T_6脊神经后支和T_5脊神经后支共同支配的。由于神经支配的交叉胸脊神经后支行径性及解剖变异性，临床上为了准确起见，治疗顽固胸背痛时需要同时行上下3～4个节段的去神经术。

（2）胸椎X射线透视特点：胸椎的解剖粗看上去与腰部的常见特征相同，但在X射线透视照片中有肋骨的遮挡，辨认胸椎的结构有些困难。胸椎椎体、横突、小关节突和椎板均与腰椎的一样容易辨认。由于胸椎旁就是胸腔，靠着胸椎的除了胸膜，还有心、肺与大血管。为此，我们更主张采用CT引导穿刺甚至MRI引导穿刺。C形臂X射线机引导穿刺目前应用较少。

（3）胸椎小关节超声特点：胸椎共12块，其棘突呈叠瓦状。横断面扫描时（超声探头长轴与脊柱垂直），可见棘突、皮肤和椎旁肌群，在肌群深部可见关节突、横突及胸膜、肺部。内侧为横突，外侧斜坡样高回声声影为胸膜，并可见胸膜滑动征。应注意的是胸椎棘突比相应的横突低一个节段，即上一节段棘突和下一节段横突在一个水平上（如T_7的棘突和T_8的横突在一个水平上）；胸椎的关节突前后重叠，超声上显示是一平线。矢状面扫描时（超声探头长轴与脊柱平行），超声影像可见皮肤和椎旁肌群，在肌群深部可见小关节、横突、肋横突上韧带、胸膜及胸膜下的肺脏组织，胸椎的关节突前后重叠，超声上显示像"小波浪"。

（二）射频治疗

1.适应证

（1）顽固的、严重的胸背痛，影响生活。

（2）体格检查发现胸背脊柱旁边有明确压痛点。

（3）影像学检查显示疼痛相关的胸椎小关节及其周围肌筋膜有病变。

（4）诊断性阻滞呈阳性。

2.禁忌证

（1）凝血功能异常或电解质（血钾）明显异常者。

（2）全身或椎管内外有急性感染性疾病。

（3）身体有严重疾病并且处于不稳定期。

（4）精神障碍或严重心理疾病，患者不能很好地合作。

（5）患者或家属不理解或对该治疗有分歧意见。

3.术前准备

（1）术前签字

特别告知可能发生气胸的问题。

（2）术前用药

注意给予镇痛镇静药物，或给予患者自控镇痛泵，减少患者治疗过程的疼痛与焦虑不适。

（3）仪器与射频针

10 cm长、5 mm裸露针尖的射频套针。尽量准备B超仪。

4.操作方法

（1）B超引导下穿刺

①皮肤标记：在胸椎旁检查压痛点皮肤做标记。②超声检查：在各标记点用超声探查，了解痛点的皮肤至胸膜、骨面的距离，明确穿刺针到达骨面的深度，了解痛点穿刺路径上是否有重要神经及血管。③穿刺：用1%利多卡因加0.5%罗哌卡因混合液1 mL做皮下浸润麻醉。当采用横断面扫描时，上下移动探头，见上、下关节突之间的空隙即为靶点。采用矢状面扫描时，探头不动，稍向外侧扫描时可见"波浪"，再稍向内侧扫描，见另一个"波浪"时，垂直探头，该层面即为小关节层面，明确节段即可标记靶点。见针尖达靶点处，在超声下调整针尖到横突根部下滑3 mm，或到达椎弓板骨面或肋骨骨面，回抽时无气、无血、无脑脊液，固定针头。

（2）X射线引导下穿刺

①体位：取俯卧位，胸廓下垫枕，使胸椎变平。②皮肤标记：X射线透视下皮肤标记穿刺点。第一，C形臂X射线机的投照器稍微向患侧倾斜。第二，C形臂X射线机的投照器需要向头或向足倾斜成角以能分开显示横突及其附着的肋骨。X射线正位透视，胸椎横突与肋骨重叠。X射线斜位透视，头足与对侧斜位下胸椎同侧的横突与肋骨重叠。第三，穿刺靶点为上关节突与横突交接处，在相应的皮肤上做标记。③穿刺：第一，局部麻醉后射频套针顺着B超引导方向穿刺，注意密切监测针尖，从皮肤标记点推进，直到肌肉；第二，回抽无血液和异常液体，即可准备行感觉和运动刺激实验。

（3）射频电刺激

①运动电刺激：若电阻在正常范围之内，则可进行运动刺激试验。主张先

进行运动测试，医生能看到并根据肌肉搐动情况判断针的位置，不需要患者体会和回答。采用2 Hz、1～2 V电压的电刺激进行。按下刺激模式按钮，逐渐加大电压，直到2 V电压还不能诱发患者出现运动。询问患者是否感觉到肌肉搐动或疼痛感，以及它们的范围和强度。患者经常会感觉到背部出现节律性的敲击感或肌肉跳动感。手术医生应观察这种节律性的收缩，这种节律性的感觉是多裂肌纤维收缩所致，而该肌是由脊神经后支支配的，这种收缩是正常的。若出现肋间肌肉的收缩就不正常，这表明针尖离脊神经太近，需重新调整针尖的位置，测试电阻后必须重复进行运动测试。运动刺激完成后，将电压调到0 V，并关闭刺激模式。②感觉神经电刺激：运动测试正常，可用感觉刺激证明针尖位置的正确。采用50 Hz、0～1 V电压的电刺激进行测试。按下刺激模式按钮，逐渐加大电压直到患者出现症状或者达到最大电压值。仔细询问患者出现的任何症状是否与平时疼痛的位置一致。根据患者诉说的症状调整穿刺针的位置，直到诱发出与平时一致的疼痛或压迫感，并且不出现任何根性痛的症状。诱发出现症状的电压越小，针尖离实际靶点的位置越近。感觉刺激试验完成后，将电压调到0 V，并关闭刺激模式。

（4）射频治疗

①脉冲射频时为42 ℃，持续时间为120 s；或加热温度为50 ℃，持续时间为50 s；或75 ℃，持续时间为15 s。②在射频过程中，要反复询问患者是否出现任何不适，尤其是呼吸困难、肋间肌肉疼痛或收缩，一旦出现应立即中止射频损伤过程，考虑重新调整针尖位置。③用同样方法完成其他点的射频。④术毕，穿刺点用敷料贴敷。

5.术后处理

第一，术毕用75%酒精消毒穿刺点。

第二，给予消炎镇痛类药或弱吗啡类镇痛药1周。

第三，治疗部位72 h内禁止污染，以避免感染。

第四，如果患者有胸闷、胸痛、咳嗽等要高度警惕发生气胸的可能。立即给予胸部X射线检查，以便及时处理。

第五，不同部位肌筋膜疼痛射频松解可同时或隔1～2 d进行，同一部位的治疗需等待1～2周才再次射频松解。治疗后第4周后开始行患病肌功能锻炼以巩固疗效。

6.并发症及其防治

与其他胸段穿刺一样，有可能会出现以下并发症。

（1）出血、感染

胸椎旁有众多血管，穿刺操作中穿刺针很有机会误伤血管。因此，要极为小心。X射线引导的射频要用正侧位控制针尖深度，针尖到位后注射造影剂，确认排除误穿血管的可能性，才能启动加热功能，或超声引导射频治疗。

（2）气胸

在X射线下穿刺，明确针尖接触横突骨面，且进针深度不是很深，发生气胸的概率是很小的。一旦有胸痛、干咳、胸闷或气短，听诊呼吸音减弱时即做X射线透视，肺压缩未超过10%且临床症状稳定者可密切观察，暂不处理，否则应做抽吸排气，症状明显者需要做胸腔闭式引流。

（3）外周神经损伤

局部麻醉后神经被阻滞时施行反复穿刺，可能会导致肋间神经或脊神经后支的损伤，造成该神经支配区域麻木及蚁咬感、烧灼感等神经病理性疼痛等异常。一般的后支及肋间神经均是外周神经，毁损后也在1～3个月会重新长起来，可使用普瑞巴林或阿米替林等治疗神经病理性疼痛的药物。

（4）误入蛛网膜下隙或损伤脊髓

这是灾难性的并发症，因为脊髓神经元损伤后不能再生，仅能在康复锻炼中由旁边的神经元功能代偿。胸椎部位的穿刺操作需要高年资的疼痛科医生，穿刺过程中除了影像学引导，还需始终保持缓慢进针的原则，小心调整进针方向和深度，避免该并发症的发生。

五、肋骨外肌与肋间肌射频治疗

（一）疾病概述

1.有关解剖

肋骨外肌及肋间肌包括胸大肌、胸小肌、前锯肌、肋间外肌、肋间内肌、肋间最内肌。

（1）胸大肌起自锁骨内侧半，胸骨和第1～6肋软骨，肌束向外侧集中，止于肱骨大结节嵴。

（2）胸小肌位于胸大肌深面，呈三角形，起自第3~5肋骨，止于肩胛骨的喙突。

（3）前锯肌以数个肌齿起自上8个或9个肋骨，肌束斜向后上内，经肩胛骨的前方，止于肩胛骨内侧缘和下角。

（4）肋间外肌起自上位肋的下缘，肌纤维斜向前下，止于下位肋的上缘，其前部肌束仅达到肋骨与肋软骨的结合处，在肋软骨间隙处移行为一片状结缔组织膜，称肋间外膜。

（5）肋间内肌方向与肋间外肌相反，从上一肋骨近胸骨处斜向下一肋骨，前部肌束达胸骨外侧缘，后部肌束只到肋角。

（6）肋间最内肌在肋间内肌的深层，肌束方向和肋间内肌相同。此外，需注意肋间神经的走行。肋间神经在肋间内、外肌之间，肋间血管的下方，沿各肋沟前行至腋前线附近离开肋骨下缘，继续前行，到达胸骨侧缘处。

2.病因

可因不正确姿势下转身、侧身，负重屏息，抬举或拾取重物时姿势不良，或胸部手术损伤肋间肌，或曾有肺挫伤、肋骨骨折等外伤史。

3.临床表现

可有胸肋部疼痛，常伴有局部压痛，咳嗽、深呼吸、活动上肢或特定体位时可促使疼痛加重。

（二）射频治疗

1.适应证

（1）胸肋部位局部疼痛，并可向胸腹部放射，深呼吸、咳嗽可诱发疼痛，急性损伤者常以局部疼痛为主。病情严重的病例可因疼痛导致肢体活动受限。

（2）体检发现肋面或肋间有局部压痛。

（3）大多数患者有长期伏案工作、单上肢运动或肩背重物，或姿势不良，或胸部手术病史。

（4）超声或MRI可见局部肌肉信号异常。

（5）局部诊断性阻滞呈阳性。

2.禁忌证

（1）凝血功能异常或电解质（血钾）明显异常。

（2）全身或椎管内外有急性感染性疾病。

（3）身体有严重疾病并处于病情不稳定期。

（4）患者有精神障碍或严重心理疾病，不能很好地合作。

（5）患者或家属不理解或对该治疗有分歧。

3.术前准备

（1）术前签字

特别告知可能发生气胸的问题。

（2）术前用药

注意给予镇痛镇静药物，或给予患者自控镇痛泵，减少患者治疗过程的疼痛与焦虑不适的程度。

（3）仪器与射频针

10 cm长、5 mm裸露针尖的射频套针。尽量准备B超仪。

4.操作方法

（1）穿刺

①体位：患者取侧卧位，充分暴露患侧。②B超探查：了解皮肤至肋骨、胸膜的距离，明确安全的穿刺深度，了解穿刺路径上是否有重要神经及血管穿行。③B超引导下穿刺：常规消毒铺巾后，打好皮肤局部麻醉后，在超声引导下置入射频针，注意肋间肌深度较小，进针时需谨慎，仔细观察针尖，避免刺破胸膜；同时需注意射频针裸露端是否仍有部分在皮肤外，若如此，需斜刺如肋间肌内，使射频针裸露端全部在皮肤以下，以免射频时皮肤烧伤。

（2）射频电刺激

①运动电刺激：若电阻在正常范围之内，则可进行运动刺激试验。主张先进行运动测试，医生能看到并根据肌肉搐动情况判断针的位置，不需要患者体会和回答。采用2 Hz、1～2 V电压的电刺激进行。按下刺激模式按钮，逐渐加大电压，直到2 V电压还不能诱发患者出现运动。询问患者是否感觉到肌肉搐动或疼痛感，以及它们的范围和强度。患者经常会感觉到背部出现节律性的敲击感或肌肉跳动感。手术医生应观察这种节律性的收缩，这种节律性的感觉是由多裂肌纤维收缩所致，而该肌是由脊神经后支支配的，这种收缩可以是正常的。若出

现肋间肌肉的收缩也是正常的，这表明针尖离肋间神经较近，如果在1 h内出现搐动，就需稍外拔，重新调整针尖的位置，再进行运动测试。②感觉神经电刺激：运动神经电测试正常后，可用感觉神经电刺激证明针尖位置的正确。采用50 Hz、0～1 V电压的电刺激进行测试。按下刺激模式按钮，逐渐加大电压直到患者出现症状或者达到最大电压值。仔细询问患者出现的任何症状是否与平时疼痛的位置一致。根据患者诉说的症状调整穿刺针的位置，直到诱发出与平时一致的疼痛或压迫感。诱发出现症状的电压越小，针尖离实际靶点的位置越近。感觉刺激试验完成后，将电压调到0 V，并关闭刺激模式。

（3）射频治疗

①脉冲射频时为42 ℃，持续时间120 s；或加热温度为50 ℃、持续时间为50 s；或75 ℃，持续时间为15 s。②在射频过程中，要反复询问患者是否出现任何不适，尤其是呼吸困难、肋间肌肉疼痛或收缩，一旦出现，应立即中止射频损伤过程，考虑重新调整针尖位置。③用同样方法完成其他点的射频。④术毕，穿刺点用敷料贴敷。

5.并发症及其防治

与其他胸段穿刺一样，有可能会出现以下并发症。

（1）出血、感染。胸椎旁有众多血管，穿刺操作中穿刺针很有机会误伤血管。为此，要极为小心。超声引导的射频要控制针尖深度，确认排除误穿胸膜、血管的可能性，才能启动加热功能。

（2）一旦有胸痛、干咳、胸闷或气短，听诊呼吸音减弱时即做X射线透视，肺压缩未超过10%，而且临床症状稳定者，可密切观察，暂不处理，否则应做抽吸排气，症状明显者需要做胸腔闭式引流。

（3）肋间神经损伤。局部麻醉后神经被阻滞时施行反复穿刺，可能会导致肋间神经或脊神经后支的损伤，造成该神经支配区域麻木及蚁咬感、烧灼感等神经病理痛等异常。一般的后支及肋间神经均是外周神经，毁损后在1～3个月会重新长起来。可使用普瑞巴林或阿米替林类镇痛药。

六、腹肌筋膜痛射频治疗

（一）疾病概述

1.有关解剖

（1）腹外斜肌

腹外斜肌位于腹前外侧的浅部，以8个肌齿起自下8个肋骨的外面，与前锯肌、背阔肌的肌齿相交错，肌纤维由外上斜向前下方，后部肌束向下止于髂嵴前部，上中部肌束向内移行为腱膜，经腹直肌的前面，参与构成腹直肌鞘的前层，至前正中线终于白线。

（2）腹内斜肌

腹内斜肌在腹外斜肌深面，起始于胸腰筋膜、髂嵴和腹股沟韧带的外侧半，肌束呈扇形，即后部肌束几乎垂直上升止于下位3个肋骨，大部分肌束向前上方移行为腱膜，在腹直肌外侧缘分为前、后两层包裹腹直肌，参与构成腹直肌鞘的前、后两层，在前正中线终于白线。

（3）腹横肌

腹横肌在腹内斜肌深面，起自下6个肋软骨的内面、胸腰筋膜、髂嵴和腹股沟韧带外侧1／3，肌束横行向前移行为腱膜，腱膜经腹直肌后面参与腹直肌鞘后层组成，止于腹白线。

（4）腹直肌

腹直肌位于腹前壁正中线的两旁，居腹直肌鞘中，起自耻骨联合和耻骨嵴，肌束向上止于胸骨剑突和第5～7肋软骨的前面。

2.病因

该病多因不正确姿势下弯腰、转身、侧身，屏息，抬举或拾取重物时姿势不良损伤肌肉，或因腹部手术、腹部外伤史等损伤肌肉，以后出现局部瘢痕形成。

3.临床表现

临床表现主要为腹部疼痛，常伴有局部压痛，咳嗽、深呼吸、弯腰等可使疼痛加重，女性月经期疼痛可能加重。

4.诊断依据

（1）腹壁疼痛深呼吸、咳嗽可诱发疼痛，急性损伤者常以局部疼痛为主。

（2）活动受限病情严重的病例因转身、咳嗽等导致疼痛加重。

（3）体检发现腹肌有局部压痛，压痛点固定。

（4）排除肝、胆、胃、肠、胰、脾、肾、子宫、输尿管、腹主动脉等器质性病变。

（5）超声或MRI检查可见局部肌肉信号异常。

（6）局部诊断性阻滞呈阳性。

（二）射频治疗

1.术前准备

（1）术前签字

特别告知可能发生气胸的问题。

（2）术前用药

注意给予镇痛镇静药物，或给予患者自控镇痛泵，减少患者治疗过程的疼痛与焦虑不适的程度。

（3）仪器与射频针

10 cm长、5 mm裸露针尖的射频套针。务必准备B超仪。

2.操作方法

（1）B超引导下穿刺

①体位：患者取平卧位，充分暴露患侧。②皮肤标记：在腹壁压痛点皮肤做标记。③超声检查：在各标记点用超声探查，了解痛点的皮肤至腹膜的距离，需注意腹部较软，探查时勿用力按压腹部。明确穿刺针到达肌肉的深度，尤其到达腹膜的深度，作为术中不要超过的界限。④穿刺：用1%利多卡因加0.5%罗哌卡因混合液1 mL做皮下浸润麻醉。当采用横断面扫描时，上下移动探头，看见腹肌及腹膜；明确治疗的腹肌靶点，用平面内方法进针，注意一直跟踪着针尖，到达靶点即固定好射频针。如果针深已超过限定深度，需仔细用探头明确针尖的位置才能再调整针尖位置，回抽时应无气无血。

（2）射频治疗

①因该部位无重要神经穿行，不必进行神经刺激测试。②脉冲射频时为42 ℃，持续时间120 s。或加热温度为50 ℃，持续时间为50 s。或75 ℃，持续时间为15 s。③反复询问患者在射频过程中是否出现任何不适，尤其是腹内疼痛等异常反应。一旦出现应立即中止射频损伤过程，B超检查与调整针尖位置。④用

同样方法完成其他点的射频。⑤术毕，穿刺点用敷料贴敷。

3.术后处理

（1）术毕用75%酒精消毒穿刺点。

（2）给予消炎镇痛类药或弱吗啡类镇痛药1周。

（3）治疗部位72 h内禁止污染，以避免感染。

（4）如果患者有腹痛、绞痛等症状，要高度警惕发生脏器损伤的可能。密切观察，必要时立即给予腹部B超检查，以便及时处理。

（5）不同部位肌筋膜疼痛可一次射频松解，同时或隔1～2 d后进行。同一部位的治疗需等待1～3 d后才再次射频松解。治疗后第4周后开始行患病肌肉功能锻炼以巩固疗效。

4.并发症及其防治

最主要的并发症是穿刺到其他脏器、重要血管。因此建议用超声控制针尖深度，确认排除误穿内脏及大血管可能，才能启动加热功能。一旦怀疑有误穿到其他内脏，应请相关专科协助诊治。

参 考 文 献

[1] 曹烨君. 疼痛管理与合理用药[M]. 北京：化学工业出版社，2020.

[2] 毕胜. 疼痛康复指南[M]. 北京：人民卫生出版社，2020.

[3] 中华医学会疼痛学分会. 中国疼痛病诊疗规范[M]. 北京：人民卫生出版社，2020.

[4] 马伟斌，王冀，李敏，等. 现代临床麻醉与疼痛[M]. 昆明：云南科技出版社，2019.

[5] 黄乐天，熊志宏，刘兵. 疼痛科诊疗思维精析[M]. 南昌：江西科学技术出版社，2019.

[6] 黎嘉雅，易星，屈岩松，等. 现代疼痛治疗学与临床麻醉技术[M]. 郑州：河南大学出版社，2019.

[7] 沃尔德曼. 常见疼痛综合征[M]. 卢光，倪兵，舒伟，译. 北京：清华大学出版社，2019.

[8] 杜冬萍，许华. 超声引导下疼痛注射治疗[M]. 上海：上海科学技术出版社，2018.

[9] 王保国. 疼痛科诊疗常规[M]. 北京：中国医药科学技术出版社，2020.

[10] 钱自亮. 癌症疼痛的临床治疗[M]. 北京：人民卫生出版社，2019.

[11] 艾登斌，谢平，肖建民，等. 实用疼痛治疗技术手册[M]. 北京：人民卫生出版社，2019.

[12] 卢振和，傅志俭，陈金生. 射频镇痛治疗学[M]. 2版. 郑州：河南科学技

术出版社，2019.

[13] 赵序利，边鹏，傅志俭. 疼痛性疾病诊断与手术操作分类编码[M]. 郑州：
河南科学技术出版社，2018.

[14] 史可任. 颈腰关节疼痛及注射疗法 [M]. 7版. 郑州：河南科学技术出版
社，2018.

[15] 司马蕾，樊碧发. 疼痛诊疗手册[M]. 北京：高等教育出版社，2017.